国家卫生健康委员会"十四五"规划教材

全国高等中医药教育教材

供中医学、针灸推拿学、中西医临床医学等专业用

中医学导论

第3版

中醫

主　编　石作荣

副主编　倪红梅　刘雅芳　马铁明　程绍民　王　彤

编　者　（按姓氏笔画排序）

马铁明（辽宁中医药大学）　　　　赵　庆（西南医科大学）

王　彤（北京中医药大学）　　　　胡跃强（广西中医药大学）

王朝阳（湖北中医药大学）　　　　侯俊林（河南中医药大学）

石作荣（山东中医药大学）　　　　姚　凝（甘肃中医药大学）

叶　蕾（滨州医学院）　　　　　　秦亚莉（山西中医药大学）

朱　姝（山东中医药大学）　　　　贾爱明（大连医科大学）

刘四军（广州中医药大学）　　　　倪红梅（上海中医药大学）

刘雅芳（浙江中医药大学）　　　　郭春秀（湖南中医药大学）

李永乐（内蒙古医科大学）　　　　程绍民（江西中医药大学）

吴沉晖（天津中医药大学）　　　　雍小嘉（成都中医药大学）

吴喜利（西安交通大学第二附属医院）

人民卫生出版社

·北京·

图书在版编目（CIP）数据

中医学导论/石作荣主编. —3 版. —北京：人民卫生出版社，2024.5

ISBN 978-7-117-36299-3

Ⅰ.①中⋯　Ⅱ.①石⋯　Ⅲ.①中医学–医学院校–教材　Ⅳ.①R2

中国国家版本馆 CIP 数据核字（2024）第 089859 号

| 人卫智网 | www.ipmph.com | 医学教育、学术、考试、健康，购书智慧智能综合服务平台 |
| 人卫官网 | www.pmph.com | 人卫官方资讯发布平台 |

中医学导论

Zhongyixue Daolun

第 3 版

主　　编：石作荣
出版发行：人民卫生出版社（中继线 010-59780011）
地　　址：北京市朝阳区潘家园南里 19 号
邮　　编：100021
E - mail：pmph @ pmph. com
购书热线：010-59787592　010-59787584　010-65264830
印　　刷：河北环京美印刷有限公司
经　　销：新华书店
开　　本：850×1168　1/16　印张：9
字　　数：236 千字
版　　次：2012 年 6 月第 1 版　　2024 年 5 月第 3 版
印　　次：2024 年 6 月第 1 次印刷
标准书号：ISBN 978-7-117-36299-3
定　　价：52. 00 元

打击盗版举报电话：010-59787491　E - mail：WQ @ pmph. com
质量问题联系电话：010-59787234　E - mail：zhiliang @ pmph. com
数字融合服务电话：4001118166　E - mail：zengzhi @ pmph. com

修订说明

为了更好地贯彻落实党的二十大精神和《"十四五"中医药发展规划》《中医药振兴发展重大工程实施方案》及《教育部 国家卫生健康委 国家中医药管理局关于深化医教协同进一步推动中医药教育改革与高质量发展的实施意见》的要求,做好第四轮全国高等中医药教育教材建设工作,人民卫生出版社在教育部、国家卫生健康委员会、国家中医药管理局的领导下,在上一轮教材建设的基础上,组织和规划了全国高等中医药教育本科国家卫生健康委员会"十四五"规划教材的编写和修订工作。

党的二十大报告指出:"加强教材建设和管理""加快建设高质量教育体系"。为做好新一轮教材的出版工作,人民卫生出版社在教育部高等学校中医学类专业教学指导委员会、中药学类专业教学指导委员会、中西医结合类专业教学指导委员会和第三届全国高等中医药教育教材建设指导委员会的大力支持下,先后成立了第四届全国高等中医药教育教材建设指导委员会和相应的教材评审委员会,以指导和组织教材的遴选、评审和修订工作,确保教材编写质量。

根据"十四五"期间高等中医药教育教学改革和高等中医药人才培养目标,在上述工作的基础上,人民卫生出版社规划、确定了中医学、针灸推拿学、中医骨伤科学、中药学、中西医临床医学、护理学、康复治疗学7个专业155种规划教材。教材主编、副主编和编委的遴选按照公开、公平、公正的原则进行。在全国60余所高等院校4 500余位专家和学者申报的基础上,3 000余位申报者经教材建设指导委员会、教材评审委员会审定批准,被聘任为主编、副主编、编委。

本套教材的主要特色如下:

1. **立德树人,思政教育** 教材以习近平新时代中国特色社会主义思想为引领,坚守"为党育人、为国育才"的初心和使命,坚持以文化人,以文载道,以德育人,以德为先。将立德树人深化到各学科、各领域,加强学生理想信念教育,厚植爱国主义情怀,把社会主义核心价值观融入教育教学全过程。根据不同专业人才培养特点和专业能力素质要求,科学合理地设计思政教育内容。教材中有机融入中医药文化元素和思想政治教育元素,形成专业课教学与思政理论教育、课程思政与专业思政紧密结合的教材建设格局。

2. **准确定位,联系实际** 教材的深度和广度符合各专业教学大纲的要求和特定学制、特定对象、特定层次的培养目标,紧扣教学活动和知识结构。以解决目前各院校教材使用中的突出问题为出发点和落脚点,对人才培养体系、课程体系、教材体系进行充分调研和论证,使之更加符合教改实际、适应中医药人才培养要求和社会需求。

3. **夯实基础,整体优化** 以科学严谨的治学态度,对教材体系进行科学设计、整体优化,体现中医药基本理论、基本知识、基本思维、基本技能;教材编写综合考虑学科的分化、交叉,既充分体现不同学科自身特点,又注意各学科之间有机衔接;确保理论体系完善,知识点结合完备,内容精练、完整,概念准确,切合教学实际。

4. **注重衔接,合理区分** 严格界定本科教材与职业教育教材、研究生教材、毕业后教育教材的知识范畴,认真总结、详细讨论现阶段中医药本科各课程的知识和理论框架,使其在教材中得以凸

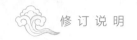

显,既要相互联系,又要在编写思路、框架设计、内容取舍等方面有一定的区分度。

5. **体现传承,突出特色** 本套教材是培养复合型、创新型中医药人才的重要工具,是中医药文明传承的重要载体。传统的中医药文化是国家软实力的重要体现。因此,教材必须遵循中医药传承发展规律,既要反映原汁原味的中医药知识,培养学生的中医思维,又要使学生中西医学融会贯通;既要传承经典,又要创新发挥,体现新版教材"传承精华、守正创新"的特点。

6. **与时俱进,纸数融合** 本套教材新增中医抗疫知识,培养学生的探索精神、创新精神,强化中医药防疫人才培养。同时,教材编写充分体现与时代融合、与现代科技融合、与现代医学融合的特色和理念,将移动互联、网络增值、慕课、翻转课堂等新的教学理念和教学技术、学习方式融入教材建设之中。书中设有随文二维码,通过扫码,学生可对教材的数字增值服务内容进行自主学习。

7. **创新形式,提高效用** 教材在形式上仍将传承上版模块化编写的设计思路,图文并茂、版式精美;内容方面注重提高效用,同时应用问题导入、案例教学、探究教学等教材编写理念,以提高学生的学习兴趣和学习效果。

8. **突出实用,注重技能** 增设技能教材、实验实训内容及相关栏目,适当增加实践教学学时数,增强学生综合运用所学知识的能力和动手能力,体现医学生早临床、多临床、反复临床的特点,使学生好学、临床好用、教师好教。

9. **立足精品,树立标准** 始终坚持具有中国特色的教材建设机制和模式,编委会精心编写,出版社精心审校,全程全员坚持质量控制体系,把打造精品教材作为崇高的历史使命,严把各个环节质量关,力保教材的精品属性,使精品和金课互相促进,通过教材建设推动和深化高等中医药教育教学改革,力争打造国内外高等中医药教育标准化教材。

10. **三点兼顾,有机结合** 以基本知识点作为主体内容,适度增加新进展、新技术、新方法,并与相关部门制定的职业技能鉴定规范和国家执业医师(药师)资格考试有效衔接,使知识点、创新点、执业点三点结合;紧密联系临床和科研实际情况,避免理论与实践脱节、教学与临床脱节。

本轮教材的修订编写,教育部、国家卫生健康委员会、国家中医药管理局有关领导和教育部高等学校中医学类专业教学指导委员会、中药学类专业教学指导委员会、中西医结合类专业教学指导委员会等相关专家给予了大力支持和指导,得到了全国各医药卫生院校和部分医院、科研机构领导、专家和教师的积极支持和参与,在此,对有关单位和个人表示衷心的感谢!为了保持教材内容的先进性,在本版教材使用过程中,我们力争做到教材纸质版内容不断勘误,数字内容与时俱进,实时更新。希望各院校在教学使用中,以及在探索课程体系、课程标准和教材建设与改革的进程中,及时提出宝贵意见或建议,以便不断修订和完善,为下一轮教材的修订工作奠定坚实的基础。

人民卫生出版社

2023 年 3 月

◇◇ 前　言 ◇◇

作为中医学专业的入门课程，中医学导论纵览中医学的产生和发展，说明中医的起源和学科特点，介绍中医人才培养特点和发展形势，阐释人文中医和中医思维，勾画中医发展前景，引导学生尽快融入中医学专业，帮助学生树立专业思想，激发学习兴趣，有效进行学涯规划和职业规划，在本科阶段具有举足轻重的作用。

《中医学导论》为国家卫生健康委员会"十四五"规划教材、全国高等中医药教育教材，由山东中医药大学石作荣教授主编。本次教材修订，是根据习近平总书记对中医药高质量发展的指示要求，深入学习贯彻落实党的二十大报告精神，适应国家医药卫生体制改革形势，对接高等中医药教育的需求及《本科医学教育标准—中医学专业（暂行）》的核心要求，在"十三五"规划教材的基础上进行的新一轮的修订工作。

本教材着眼于中医学术自身特色和中医人才成长规律，着重于教学手段方法改革和教学目标多元实现，着意于中医药的人文优势和医生职业道德培养，着力于医学基本概念了解和中医学习兴趣引导。立足专业，遵循"以学生为中心"的理念，紧紧围绕立德树人的主线，紧密对接新医科的"医文、医工、医理、医 X"等交叉学科支撑的医学教育新模式和中医药事业发展人才需求，依照"德育为先、多元培养、医教协同、交叉融通、改革升级"的主旨，构建中医学导论教育体系，充分激发学生对专业的兴趣，构建系统导入框架，充分满足高等中医药教育的需求、医学生角色转化的需求、专业学习的需求，具有创新性、实用性、导向性、互动性等特点，在教材编写上体现中医学术特色、中医成才特色、教学方法特色。

本教材包含融合教材数字资源，包括教学课件（PPT）、"扫一扫，测一测"、模拟试卷等，为学习者提供更多的参考。

本教材可供中医学、针灸推拿学、中西医临床医学等专业学生，以及从事中医药工作者学习研究之用，亦可为中医药爱好者提供学习指导。

教材的编写分工：第一章走进医学，由马铁明、赵庆编写；第二章医学纵览，由刘雅芳、姚凝编写；第三章中医教育，由叶蕾、石作荣、朱姝编写；第四章人文中医，由王彤、侯俊林、王朝阳、雍小嘉编写；第五章中医思维，由郭春秀、秦亚莉、吴沅皞、倪红梅编写；第六章中医学习，由程绍民、刘四军、李永乐、贾爱明编写；第七章医事制度，由胡跃强、吴喜利编写；第八章展望中医，由石作荣、朱姝编写。

本次编写，得到了人民卫生出版社、各参编院校的大力支持，在此一并表示衷心感谢！

虽经编委会多次论证，达成共识，但因时间仓促，创新内容较多，仍存在不完善之处，欢迎大家随时对不足之处提出宝贵意见，加强沟通，便于今后进一步修订提高，使教材不断完善。

《中医学导论》编委会

2024 年 4 月

❖❖❖ 目　　录 ❖❖❖

第一章　走进医学 ……………………………………………………………… 1

第一节　生命、健康与疾病 ……………………………………………… 1

一、生命 ……………………………………………………………… 1

二、健康 ……………………………………………………………… 3

三、疾病 ……………………………………………………………… 4

第二节　医学模式 ………………………………………………………… 5

一、西医学的医学模式 ……………………………………………… 5

二、中医学的医学模式 ……………………………………………… 6

第三节　医学体系及学科属性 …………………………………………… 8

一、医学体系 ………………………………………………………… 8

二、学科分类 ………………………………………………………… 8

三、中医学学科属性 ………………………………………………… 8

第二章　医学纵览 …………………………………………………………… 11

第一节　中医学的起源与发展 …………………………………………… 11

一、中医学的起源 …………………………………………………… 11

二、春秋战国时期的中医学 ………………………………………… 12

三、秦汉时期的中医学 ……………………………………………… 13

四、魏晋隋唐时期的中医学 ………………………………………… 13

五、宋金元时期的中医学 …………………………………………… 15

六、明清时期的中医学 ……………………………………………… 16

七、近代中医学 ……………………………………………………… 18

八、现代中医学 ……………………………………………………… 18

第二节　西方医学的起源与发展 ………………………………………… 19

一、西方医学的萌芽 ………………………………………………… 19

二、古典医学的形成与发展 ………………………………………… 20

三、中世纪医学 ……………………………………………………… 21

四、生物医学的建立与发展 ………………………………………… 21

五、19 世纪的西方医学 ……………………………………………… 22

六、20 世纪的西方医学 ……………………………………………… 23

第三节　中西医学结合 …………………………………………………… 25

一、中西医学的碰撞 ………………………………………………… 25

二、中西医学的结合 ………………………………………………… 26

第三章　中医教育 ………………………………………………………………… 29
　第一节　医学教育 ………………………………………………………………… 29
　　一、医学教育的结构与模式 …………………………………………………… 29
　　二、医学教育的特点与方法 …………………………………………………… 32
　第二节　中医教育 ………………………………………………………………… 33
　　一、中医教育的发展与演变 …………………………………………………… 33
　　二、传统中医师承教育 ………………………………………………………… 37
　第三节　中医学专业标准和人才培养 …………………………………………… 40
　　一、中医学专业标准 …………………………………………………………… 40
　　二、中医人才培养 ……………………………………………………………… 43
　　三、中医人才评价 ……………………………………………………………… 45

第四章　人文中医 ………………………………………………………………… 49
　第一节　中医之道 ………………………………………………………………… 49
　　一、中医的宇宙观 ……………………………………………………………… 49
　　二、中医的生命观 ……………………………………………………………… 52
　　三、中医的养生观 ……………………………………………………………… 54
　第二节　中医之德 ………………………………………………………………… 57
　　一、中医道德的形成与意义 …………………………………………………… 57
　　二、中医道德修养与医生职业道德 …………………………………………… 59
　　三、中医道德特点及内涵 ……………………………………………………… 61
　第三节　中医之美 ………………………………………………………………… 63
　　一、医理之美 …………………………………………………………………… 63
　　二、医术之美 …………………………………………………………………… 66

第五章　中医思维 ………………………………………………………………… 70
　第一节　整体思维 ………………………………………………………………… 70
　　一、整体思维的含义 …………………………………………………………… 70
　　二、整体思维在中医学中的应用 ……………………………………………… 71
　第二节　象数思维 ………………………………………………………………… 73
　　一、象数思维的含义 …………………………………………………………… 73
　　二、象数思维在中医学中的应用 ……………………………………………… 75
　第三节　变易思维 ………………………………………………………………… 77
　　一、变易思维的含义 …………………………………………………………… 77
　　二、变易思维在中医学中的应用 ……………………………………………… 78
　第四节　中和思维 ………………………………………………………………… 80
　　一、中和思维的含义 …………………………………………………………… 80
　　二、中和思维在中医学中的应用 ……………………………………………… 81

第六章　中医学习 ………………………………………………………………… 85
　第一节　中医学习的特点 ………………………………………………………… 85
　　一、中医学习的专业性与多元性 ……………………………………………… 85

二、中医学习的渐进性与批判性 ……………………………………………… 87

三、中医学习的自主性与探索性 ……………………………………………… 88

四、中医学习的实践性与阶段性 ……………………………………………… 89

第二节　中医学习的内容 …………………………………………………………… 91

一、中医文化 …………………………………………………………………… 91

二、中医经典 …………………………………………………………………… 92

三、中医临床 …………………………………………………………………… 94

四、中医创新 …………………………………………………………………… 95

第三节　中医学习的方法 …………………………………………………………… 95

一、诵读中医经典 ……………………………………………………………… 95

二、养成中医思维 ……………………………………………………………… 96

三、勇于临证实践 ……………………………………………………………… 97

第四节　中医学习的资源与案例 …………………………………………………… 98

一、中医学习资源 ……………………………………………………………… 98

二、中医学习案例 ……………………………………………………………… 100

附录：中医药医籍参考书目 ………………………………………………………… 101

一、精读典籍 …………………………………………………………………… 101

二、专科医籍 …………………………………………………………………… 101

三、其他医籍 …………………………………………………………………… 102

第七章　医事制度 …………………………………………………………………… 104

第一节　卫生方针政策 ……………………………………………………………… 104

一、我国卫生工作方针的形成 ………………………………………………… 104

二、我国卫生工作方针的基本内容 …………………………………………… 105

第二节　现行医疗体制基本情况 …………………………………………………… 106

一、公共卫生服务体系 ………………………………………………………… 106

二、医疗卫生服务体系 ………………………………………………………… 106

三、药品供应保障体系 ………………………………………………………… 107

四、医疗保障体系 ……………………………………………………………… 108

五、产业发展体系 ……………………………………………………………… 108

第三节　卫生机构 …………………………………………………………………… 109

一、卫生行政机构 ……………………………………………………………… 109

二、卫生事业机构 ……………………………………………………………… 111

三、群众卫生事业机构 ………………………………………………………… 113

第四节　医疗卫生体制的改革 ……………………………………………………… 113

第八章　展望中医 …………………………………………………………………… 116

第一节　主要成就 …………………………………………………………………… 116

一、中医药战略地位 …………………………………………………………… 116

二、中医理论成就 ……………………………………………………………… 117

三、中医临床成就 ……………………………………………………………… 118

四、新时代近十年中医药工作主要成就 ……………………………………… 121

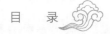

第二节　发展趋势 ………………………………………………………… 122
一、《"十四五"中医药发展规划》概述 ………………………………… 123
二、"十四五"期间中医药发展十大重点任务 ………………………… 123

主要参考书目 ……………………………………………………………… 126

第一章

走 进 医 学

学习目标

1. 熟悉生命、健康与疾病的定义,两种医学的医学模式,中医学的自然科学属性和社会科学属性;

2. 了解医学体系、学科分类。

医学是人们探索生命原本之真、拯救病人痛苦之善、追求人类健康之美的活动,同时与哲学、社会、伦理和法律等诸多领域密切关联。进入 21 世纪,作为生命科学核心的医学,对生命和疾病的认识更加深入,对疾病的诊断和治疗更为进步,在预防疾病和保障健康上更为有效,现代科学技术在医学上的应用更为广泛。作为一名医学生,应在学习的过程中去认识医学的本质特征、结构体系和发展规律,培养不断进取、探索真理的精神。

医学是以提高人体自身素质为目的,关注人体的器官和疾病,更关注人体健康和生命的一门科学。健康与疾病是医学科学面对的主要研究领域。

医学的理论源于实践。人类在长期同自然界做斗争的生存竞争中,逐渐积累了大量的医药学经验,随着哲学、文化、科学技术的进步,感性的医药学经验上升为理性的理论,而理论又在医疗实践中不断得到验证和完善,进而发挥指导临床实践的作用。因此说医学具有科学性、实践性、应用性。相信随着人们认识水平的不断提高,对医学的定义也会更加完善。

综上所述,可以概括理解为:医学是认识生命活动规律,保持和增进健康、预防和治疗疾病,促进人类实现身体、心理和社会相适应的全面健康的科学知识体系与实践活动。

第一节 生命、健康与疾病

无论是中医学还是西医学,研究的对象都是人。医学研究人的生命活动和健康与疾病等问题。因而,生命、健康和疾病是医学的基本范畴。

一、生命

(一) 生命的含义

恩格斯在总结 19 世纪自然科学成就的基础上,对生命的本质作出精辟的论述:"生命是蛋白质的存在方式,这种存在方式本质上就在于这些蛋白质的化学组成部分的不断自我更新。"《大英百科全书》的定义是"生命就是能够完成吞咽、代谢、排泄、呼吸、运动、生长、繁育,对外部的刺激能做出反应的一些功能"。可见生命是生物大分子(糖、蛋白质和核酸)的存在形式,由物质、信息、能量三种基本要素组成综合运动,具有自我调节、自我复制和对内外环境选择性反应的属性。生命的基本特征包括:具有特定的物质结构;通过物质能量交换维持生存;有应激反应功能,可进行自我调节;可产生与自己相近的个体;在生命进程中,其形态和结构会发生变异。

关于生命从何时开始,学术界有两种理论,即个体-生物性标准和授权-承认标准。从生物学上来说,由于受精卵可以发育成人,受精卵便是一个生命个体的开端。然而,社会学家认为,生命是在分娩并得到社会承认后开始的。前者是生命神圣论的标准,它反对一切生育控制的行为。后者认为胎儿出生后要得到社会的承认才算生命的开始。而社会的授权来自于谁?是新生儿的父母,还是接生的医生?诸如此类,问题多多,尚存争议。

人作为有理性或有自我意识的动物,是具有物质价值、精神价值和人性价值等表现形式的高级动物。生命的物质价值认为人是创造物质财富和精神财富的主体,是历史的主体。因此,挽救一个人的生命或维持一个人的健康具有很高的价值。生命的精神价值就是生命的心理学价值,故生命的延续是某些个体或群体的一种心灵慰藉和精神寄托。生命的人性价值就是生命的道德价值,它反映在救死扶伤、实行人道主义上。比如抢救被遗弃的残疾婴幼儿、战伤者,甚至战俘或罪犯,均具有很高的道德价值。

（二）衰老和死亡

衰老和死亡均是生命的重要组成部分。

衰老是生物体或生物体一部分趋向自然死亡的现象。就人类而言,就是机体性成熟以后,随着年龄增大而显示的由机体某个或某些器官的老化和组织的改变,而导致形态、功能、抵抗力和适应性等各方面退行性变化,是从性成熟以后逐渐加速的、持续不可逆的发展历程,是一个不可抗拒的自然规律。有关衰老的机制众说纷纭,有的认为是细胞的调节基因和结构发生突变,导致细胞内蛋白质合成减退、个别细胞死亡,最终使机体的自稳状态失调,即所谓的遗传程序学说。有的认为衰老与细胞免疫功能减退、体液免疫不足及自身免疫活性增高有关,提出了免疫学说。近年来,又有学者提出衰老的自由基学说,认为带有未配对电子的原子、原子团或离子等自由基,可使细胞受到损害、酶的活性降低、核酸代谢异常、蛋白质和酶分子发生聚合和交联,导致细胞结构和功能被破坏,促进衰老发生。

死亡是生命现象的停止,是生物个体存在的最终阶段,是机体生命活动不可逆转的终结。死亡也是医学实践面临的现实问题。死亡的标准随着医学的发展也有所改变,其标准的确定不仅需要医学家的参与,还需要社会学家、伦理学家及法学家的共同参与。无论是东、西方,或中、西医,基本都以"心死"作为传统的死亡标准,即"循环-呼吸标准",是指患者心肺功能丧失,即心跳、脉搏、血压消失,呼吸停止,还有瞳孔散大及对光反应消失。由于医学的巨大进步,心肺复苏技术可以阻止临床死亡的发展,"心死"这一标准受到动摇,因为一些"心死"患者抢救后能死而复生。如苏联物理学家兰道因车祸心跳停止 6 小时后被救活,国内也报道了多例心跳停止 10 小时以上被救活的例子。另外,人工心肺机的使用及心肺移植手术的开展,更让一些"心死"患者获得新生。而另一方面,一些大脑已经受到不可逆损害的病人,仍可以用呼吸机维持肺、心、肾等脏器的功能而继续维持心跳,从伦理上如何看待这些没有大脑活动的"植物人",也是现代医学所面临的现实问题。

💗 思政元素

生命至上，人民至上

中国历来有"贵生"思想，强调生命至上，中医学更是时刻关注着生命与健康，如中医经典著作《黄帝内经》曰："天覆地载，万物悉备，莫贵于人。"唐代孙思邈指出："人命至重，有贵千金。"汉代刘安《淮南子·说山训》也提到："良医者，常治无病之病，故无病；圣人者，常治无患之患，故无患也。"可见无论是传统文化，还是历代医学先贤，都提倡人们尊重生命，珍爱生命。

我国在以习近平同志为核心的党中央坚强领导下，始终践行"人民至上、生命至上"理念，这是中国精神、中国力量、中国担当的体现。在水灾、火灾、地震、泥石流、疫情等灾害面前，中国政府始终把人民生命安全和身体健康放在第一位，不计代价、不讲条件，全力护佑每一个生命。"人民"二字重若千钧，人民的生命安全和身体健康高于一切，这也是中国制度最根本的价值取向。

二、健康

由于中西方的文化背景不同，因此，中、西医学对"健康"概念的诠释有所不同。

既往西医学普遍认为"健康就是没病"，或者健康是"人体各器官系统发育良好、体质健壮、功能正常、精力充沛并具有良好的劳动效能的状态。通常用人体测量、体格检查和各种生理指标衡量"(《辞海》)。这里只是把人作为生物有机体来对待，忽视了人的社会属性。因而这种解释是不完善的。

1948 年世界卫生组织成立时，在其宪章中提出了健康的新概念，认为"健康不仅仅是没有疾病或虚弱，而是一种在身体上、心理上和社会上的完好状态"。并对健康这一概念做出了比较详细的解释，除了没有病理改变外，对心理状态提出了具体要求，如要有充沛的精力，能从容地担负日常工作和生活，并且不会感到疲劳和紧张；应该积极乐观，勇于承担责任，心胸开阔；必须是精神饱满，情绪稳定，并且善于休息的人；要有较强的自我控制能力和排除干扰的能力；有较强的应变能力，并且较好的适应环境变化的能力，两眼炯炯有神、灵活自如，善于观察等。总之，完整的健康概念应包括生理、心理和社会适应能力三方面的完好状态，而不仅仅是人的身体有没有出现疾病或虚弱现象。

中医学认为，健康是指形神合一的人体自身以及人与外界环境（自然环境和社会环境）之间不同层面保持动态平衡的结果。正常情况下，机体有自我调节、自我平衡、自我恢复的能力。而这种自我调控能力是通过机体内部多重系统的协调统一而实现的，如阴阳的平衡协调，五脏六腑之间的协调统一，经络系统的双向调节性等。机体内部的这些系统的功能活动，从不同的角度体现了人体生命活动的规律性，并且维持着人体内外环境的相对平衡，保障健康。也就是说，人体是一个高度协调、有序的自组织系统，同时又受到自然环境和社会环境的影响，而健康是一种自我稳定的生态平衡状态。

20 世纪中期，苏联学者 N·布赫曼通过研究发现，人体除了健康状态和疾病状态之外，还存在着一种非健康、非疾病的中间状态，并提出"第三状态"的概念，即亚健康状态。亚健康状态是人们表现在心身情感等方面的处于健康与疾病之间的一种健康低质状态及体验，也指无器质性病变的一些功能性改变。患者有多种异常表现和体验，而通过常规的物理、化学检查方法又不能检出阳性结果，因此难以做出疾病的诊断。

导致亚健康状态的原因有多个方面：一是随着社会竞争的激烈和生活节奏的加快，人们所承受的来自各方面的压力越来越大，过度疲劳造成的精力、体力透支，不良情绪（如紧张、压力、恼怒、忧思、惊恐等）长期刺激，导致健康水平下降；二是在温饱问题解决之后，人们嗜食高热量、高脂肪食物，不良的饮食习惯，严重影响健康；三是不能合理安排生活，生活规律的紊乱，生活质量的低劣，生活空间的污染，缺乏体力活动等都可潜移默化地伤害人体健康。目前普遍认为，亚健康状态是由心理、生理、社会三方面因素导致机体的神经系统、内分泌系统、免疫系统整体协调失衡，功能紊乱。具体表现为以下三方面：一是精神心理方面，如精神不振、情绪低落、抑郁寡欢或急躁易怒、反应迟钝、失眠多梦或嗜睡、记忆力减退、注意力不集中、烦躁、焦虑、头昏、头沉、头痛、心律不齐、心慌心悸、胸闷等；二是生理方面，如乏力疲劳、出汗气短、食欲不振、腰腿酸软、性欲减退、手足发凉或麻木、易感冒等；三是社会适应能力方面，如不能较好地承担相应的社会角色，工作、学习困难，人际关系紧张，家庭关系不和谐，难以进行正常的社会交往等。

在中医学传统的"疾病"概念中，有"疾"与"病"的不同。"疾"是指不易觉察的小病，如果不采取有效的措施，发展到可见的程度，便称为"病"。正如唐代孙思邈将人的心身状态分为"未病""欲病""已病"三个层次。"未病"是指健康状态，"已病"是指疾病状态。而亚健康状态应该属"欲病"的层次，它不是无病，但却已涉及人体自我稳定平衡系统的失调，身体已经出现了阴阳、脏腑、经络的不平衡状态，虽无器质性病理改变，但主观上却有许多不适的症状表现和心理体验。

三、疾病

随着人类对疾病认识水平的不断提高，以及疾病本身的发展变化，疾病的概念也在发生着变化。

目前西医学认为，疾病是机体在一定病因的损害性作用下，因自稳调节紊乱而发生的异常生命活动过程。在大多数情况下，疾病过程中，机体对病因所引起的损害，可产生或发生一系列抗损害反应。自稳调节的紊乱，损害和抗损害反应，表现为疾病过程中各种复杂的功能、代谢和形态结构的异常变化，而这些变化又可使机体各器官、系统之间以及机体与外界环境之间的协调关系发生障碍，从而引起各种症状、体征和行为异常，特别是对环境的适应能力和劳动能力的减弱甚至丧失。

疾病是可以通过对生物结构、功能和生化方面的特异性变化的观察，客观地检测出来，在临床上可以明确诊断，标出特定病名的异常现象。一般要确定为疾病，需符合以下几个条件：①病人对病症的主观感觉；②医生检查出病人的身体确有某种失调现象；③病人的状况与某一判明的临床类型相吻合。实际上，由于定期的人群查和诊断技术的发展，许多疾病可早发现、早诊断，即在病人尚无自我不适、尚无临床症状时，通过体检普查发现某些功能、器官或生化指标的异常，也属疾病的范畴。为区别起见，前者称为"临床疾病"，后者称为"前临床疾病"。

中医学认为，疾病是形神合一的人自身以及人与外界环境（即自然环境和社会环境）之间平衡失调的结果，它是与健康相对而言的。具体地讲，疾病是指人在邪气（致病因素）作用下，人之正气与之抗争而引起的机体阴阳失调、气血紊乱、脏腑组织损伤或生理功能失常，并出现一系列临床症状和体征的异常生命过程。

总之，"健康""亚健康"和"疾病"是人类生命活动过程中所存在的三种不同状态。"健康"和"疾病"属两端，"亚健康"属中间状态，由健康状态过渡到疾病状态，或由疾病状态恢复到健康状态，都要经历亚健康这个阶段。因此，医疗保健事业的服务对象应包括健康者、患者和亚健康状态者。医疗保健事业不仅要对健康状态的人群实施定期的普查和预防措施,对疾病者进行治疗,还应当对处于亚健康状态的人进行及时的调治,阻止其向"疾病"状态发展。只有这样,才能更好地保护人类的身心健康。

第二节 医学模式

医学模式是一个重要的理论概念,是指人们研究处理健康和疾病等问题的基本观点和方法。它扼要地勾画出医学科学的总特征和指导思想。在医学研究和医学实践中,人们自觉或不自觉地运用某种观念模式来传授他们的经验和知识,指导医学实践活动。因此,医学模式也可称为医学观,医学模式与医学是紧密相连的。

一、西医学的医学模式

人类的认识水平是随着文化、科学技术、经济和社会的进步而不断发展和提高的,因而,早在"生物-心理-社会"医学模式提出以前,人类社会已经历了数种医学模式。

（一）神灵主义的医学模式

神灵主义的医学模式产生于人类社会早期,大约从原始社会末期到奴隶社会初期。

原始社会的初民希望自己的生命可以永存不朽,故产生了天命的观念,并形成了人类最早期的疾病观与健康观,即神灵主义医学模式的体现。古人类由于文化科学知识极度贫乏,对许多自然现象只能做超自然力的解释,认为万物由神主宰,人的健康由神赐予,疾病则归因于天神降灾、恶魔作祟等。因而,得病时即用巫术驱逐魔鬼,或向上天祈祷,请求保护或赦免。即使在实践中积累了一些医药知识也都蒙上了迷信的色彩。因此,巫医在医学活动中占据了统治地位。这就是早期的神灵主义医学模式,又称巫医模式。但在它的外衣掩护下,古代许多宝贵的医药知识被保存了下来。

（二）自然哲学的医学模式

自然哲学的医学模式是伴随着古代哲学、自然科学和医学的发展而形成的。随着历史的进步和人类认识能力的显著增强,人们开始逐步摆脱原始宗教信仰的束缚。在探索自然本原的同时,开始从自然哲学的角度探讨疾病的根源,试图利用自然界的物质属性来解释人的生命属性。在公元前数百年间,在西方的古希腊、东方的中国等地相继产生了朴素的辩证的整体医学观。比如古希腊医学认为,生命由土、气、火、水四种元素组成,四元素与冷、热、干、湿四种物质配合成四种体液,即血液、黏液（痰）、黄胆汁、黑胆汁。这四种体液的协调与平衡决定了人体的体质和健康。很明显,这一时期,医学理论受当时自然哲学理论的影响,对疾病有了较为深刻的认识,初步建立和形成了自然哲学的医学模式。

（三）机械论的医学模式

机械论的医学模式形成于16世纪左右的文艺复兴运动时期。欧洲文艺复兴推动了自然科学技术的进步,带来了工业革命的高潮和实验科学的兴起,也影响了医学观。

从16世纪文艺复兴运动起,随着牛顿古典力学的理论体系建立,形成了用"力"和"机械运动"去解释一切自然现象的形而上学的机械唯物主义自然观。当时盛行以机械运动解释一切生命活动,把健康的机体比作协调运转加足了油的机械,疾病则是某一部件出现故障和失灵,医生的工作就是修补和完善。这一理论的杰出代表有英国自然科学家、哲学家弗朗西斯·培根,著有《新工具》《论科学的价值及改进》;法国启蒙思想家、哲学家拉美特利,著有《人是机器》。机械论的医学模式以机械唯物主义的观点,批驳了唯心主义的生命观和医学观,并把医学带入实验医学时代,对医学的发展发挥了重要的作用。但其局限性明显,它简单地把人比作机器,忽视了生命极其复杂的一面,也忽视了人的社会性和生物特性。

（四）生物医学模式

生物医学模式是指建立在西方经典医学基础之上,尤其是细菌学、生理学、药理学等学科理论基础之上的医学模式。经过18世纪到19世纪工业革命转向高潮,自然科学高度发展,随着科学技术的进步,医学研究逐步从宏观步入微观,生物学家和医学家发现了能量守恒与转化定律,提出了细胞学说、生物进化论等一系列重要学说。细菌学、免疫学的发展,麻醉法和消毒法的发明等奠定了现代医学发展的基础,形成了生物医学模式。但这一模式忽视了机体生命的复杂性以及心理、社会环境因素对人的影响,某些功能性或心因性疾病,无法得到正确的解释,更无法得到满意的治疗效果,这样就必然不能阐明人类健康和疾病的全部本质。显然,医学的发展需要更加完善的医学模式理论。

（五）"生物-心理-社会"医学模式

"生物-心理-社会"医学模式大概形成于20世纪70年代。自20世纪下半叶开始,随着人类文明的进步和现代化进程的发展,影响健康的非生物医学因素越来越多,人们逐步认识到疾病发生发展和转归与自然环境、社会环境、人的行为及生活方式有着密切的关系,而生物医学模式下的现代医学高度专业化、分科化和局部化的弊端开始越来越明显。1977年,美国医学家恩格尔首先提出了"生物-心理-社会"医学模式。"生物-心理-社会"医学模式将心理作用、社会作用与生物作用有机地结合起来,揭示了三种因素相互作用导致生物学变化的内在机制,形成了一个适应现代人类保健技术的新医学模式。这种新的医学模式也促进了许多医学学科的发展,如心身医学、社会医学、医学心理学、医学伦理学等。新的医学模式将引导着21世纪的医学事业不断发展,确立医者、患者、民众、社会、环境的和谐关系,更全面客观地观察和解决现代的健康和疾病问题。

同时我们也要清楚这些医学模式,既是渐进演变而来,又在一定程度上重叠而生,实质上更有利于促进医学与人文、社会科学的结合,更全面地防治疾病。

二、中医学的医学模式

在《黄帝内经》中,中医学的医学模式已经基本奠定。这一医学模式是建立在中国传统文化的自然观、认识论和方法论的基础之上,体现中医学的自身特点,形成了将人置于一个综合的环境变化中,从社会、文化、生活、心理等多角度分析生命的规律,指导诊断、治疗、养生防病并注重生命和生态的医学模式。

（一）中医学的"天人合一-形神合一"医学模式

中医学所探究的对象,不仅是只具身躯形质的"人体",还有其内在的"精神",是"形神合一""形神相即"的"人"。也就是说,中医学研究对象是形（生物形质）、神（精神心理）活动有机结合,两者缺一不可的"人"。由于人生活在天地之间,时空之内,形神功能活动不可避免地受到周围环境（自然和人文环境）的影响。因此,置人于自然、人文环境的变化中,以分析考虑其功能状态,并结合环境变化等因素,进行诊断、治疗、预防等一系列医学实践活动,是中医学的基本原则,更是先人智慧的体现。这一原则完整地体现在《黄帝内经》的学术思想中,也在中医理论体系中占主导地位。因此,中医学具有"天人合一-形神合一"医学模式。

中国古代学术界中,形神问题是一个争论的焦点,它有着多层含义。但在中医学模式中,形神含义则是比较确定的。形,指形体功能,包括气血津液、脏腑经络、躯体肌肉等生物机体或生命物质及其所进行的功能活动,可粗略地视为生物因素。神,泛指精神魂魄、感觉思维、意识情志等各种心理活动过程,意即心理因素。中医学对种种精神心理活动有丰富的论述,对形神关系有辩证的认识。这一认识的基点是"形具则神生","形神合一"而为人。它使得历代医家在实践中能够确切地把握形与神的关系。

《黄帝内经》认为:"人与天地相参也,与日月相应也",强调人的功能活动受着自然环境的影响,形神状态与自然界的众多变化相呼应。

中医学发现外界环境对人之心身有着不可低估的影响。所以《黄帝内经》谆嘱,凡为医,当"上知天文,下知地理,中知人事"。"天文""地理"等概指自然环境中种种影响因素及其变化。"人事"则泛指社会人际之事,其涉及甚为广泛,大至整个社会政治、经济文化及地域性习俗风尚等;次则涉及病者的政治经济地位、个人经历和处境遭遇等;小则与人情事宜、文化修养、勇怯动静等个体因素有关。因此,医家必须从环境变化对人的功能影响和人的功能活动与环境的适应,以及心身活动之间的辩证关系中,去分析认识个体功能状态和不同病症的病因病机,这样才能有效地进行研究探讨和预防诊治等社会实践活动。

"天人合一-形神合一"医学模式贯穿于整个中医理论体系之中。就病因理论分析,外因、内因、不内外因的"三因学说"体现了上述模式的基本精神。外因主要是讨论自然因素对生理功能的影响,内因、不内外因则涉及人文、社会、心理、行为等多方面。特别值得重视的是,中医病因理论中,把情志内伤、饮食失节和劳逸过度等与社会心理和行为相关的因素视为导致疾病发生的、独立的主要病因。

中医诊断和辨证过程,是在这种原则指导下进行的。《黄帝内经》反复要求医家诊病时,做到"必知天地阴阳,四时经纪,五脏六腑,雌雄表里……从容人事,以明经道;贵贱贫富,各异品理,问年少长,勇怯之理……""必问饮食居处,暴乐暴苦,始乐后苦,皆伤精气""凡诊者,必知终始,有知余绪,切脉问名,当合男女,离绝菀结,忧恐喜怒……"并指出:"诊病不问其始,忧患饮食之失节,起居之过度,或伤于毒……何病能中?"

中医治疗学同样由这种基本精神所主导,强调治疗须顺应天时地势等自然因素,并考虑这些因素的变化。如《素问·八正神明论》主张:"天寒无刺,天温无疑",提出了"用寒远寒""用热远热"原则,这些都兼顾了时间、季节等因素。

在确定具体治则时,上述精神促使业医者必须兼顾患者的社会经济状况、政治地位、文化素养、地区习俗风尚及个人经历遭遇、喜乐好恶、起居饮食等人文因素。金元四大家中,生于战乱动荡之时的李东垣,见时人疲于奔命,多致脾胃虚损,故治疗着眼于培补脾胃元气;生于中原的张子和,目睹当时百姓喜补恶攻,纵然服补药致死,终不觉悔,遂倡导以汗、吐、下三法祛邪安正;生于江南鱼米之乡的朱丹溪,见南方之民多阴虚湿热之体,却又好用辛燥之药,便力陈辛燥之弊,谆嘱东南之人以滋阴降火为主……辨证论治中强调审因论治,即包含审辨社会、人事和心理等各种因素。

上述基本精神还促使历代医家重视对患者精神异常、情感波动等心理病态的调治,并创造了丰富有效的一整套身心调治手段和方法,如语言疏导法、转移情感法、以习平惊法、厌恶反胜法、药物调理法等。如关于语言疏导,《灵枢·师传》曰:"人之情,莫不恶死而乐生,告之以其败,语之以其善,导之以其所便,开之以其所苦,虽有无道之人,恶有不听者乎!"这些观点至今都不失其重要的指导意义。

(二)中医学的基本特点

中医学在其发展过程中形成了独特的理论体系,这一理论体系有两个基本特点:第一是整体观念,第二是辨证论治。

1. 整体观念 中医学将人体作为一个有机的整体,认为构成人体的各个组成部分之间,在结构上是不可分割的,在功能上是相互协调、相互为用的,在病理上是相互影响的,而且与自然界、社会环境相互联系。这种内外环境的统一性和机体自身整体性的理论,称为整体观念。整体观念是中国古代唯物论和辩证思想在中医学中的体现,它贯穿于中医学的生理、病理、诊法、辨证和治疗等各个方面。

2. 辨证论治 辨证论治是中医诊断疾病和治疗疾病的基本原则,是中医学对疾病的一种特殊的研究和处理方法,也是中医学的基本特点之一。"辨证"即把四诊(望诊、闻诊、问诊、切诊)所收集的资料、症状和体征,通过分析、综合,辨清疾病的病因、性质、部位,以及邪正之间的关系,概括、判断为某种性质的证。论治,又称为"施治",即根据辨证的结果,确定相应的治疗方法。辨证是决定治疗的前提和依据,论治是治疗疾病的手段和方法。通过辨证论治的效果可以检验辨证论治的正确与否。辨证论治的过程,就是认识疾病和解决疾病的过程。辨证和论治,是诊治疾病过程中相互联系、不可分割的两个方面,是理论和实践相结合的体现,是理法方药在临床上的具体运用,是指导中医临床的基本原则。

第三节 医学体系及学科属性

一、医学体系

医学可分为现代医学(通常指西医学)和传统医学(包括中国传统医学、印度传统医学、古希腊医学等)。中国传统医学包括中医学、藏医学、蒙医学等多种医学体系。不同地区和民族都存在相应的一些医学体系,目前,我国主要存在中医学和西医学两大医学体系。

中医学,即中国医学,发祥于中国古代社会,是研究人的生命、健康、疾病的科学,它具有独特的理论体系、丰富的临床经验和科学的思维方法,是以自然科学知识为主体、与人文社会科学知识相交融的科学知识体系。它以中国古代的唯物观和辩证观,即元气论和阴阳五行学说为哲学基础,以整体观念为主导思想,以脏腑经络的生理病理为研究核心,以辨证论治为诊疗特点,在漫长的历史发展进程中,其丰富的理、法、方、药理论知识和临床经验,在疾病的预防和人类卫生保健事业中,发挥了不可忽视的作用。

西医学是近三四百年来,在解剖学、生物学及现代科学技术基础上发展起来的新兴的科学理论体系。西医学主要由四个部分组成,即基础医学、临床医学、预防医学和康复医学。主要采用科学实验方法,从宏观到微观,直至目前的分子、基因层次水平,发展迅速,成为世界医学的主流。

二、学科分类

我国普通高等学校本科教育专业设置按"学科门类""学科大类(一级学科)""专业(二级学科)"三个层次来设置。目前学科门类共有 14 类,分别为哲学、经济学、法学、教育学、文学、历史学、理学、工学、农学、医学、军事学、管理学、艺术学、交叉学科。在医学专业类下,包含基础医学类、临床医学类、口腔医学类、公共与卫生与预防医学类、中医学类、中西医结合类、药学类、中药学类等学科大类。各专业类下又细化为各专业,如中医学类下,包含中医学、针灸推拿学、藏医学、蒙医学、中医养生学、中医康复学、中医儿科学、中医骨伤科学等。

三、中医学学科属性

中医学是世界医学科学的一大派别,一个重要组成部分,它与西方近代或现代医学一样,都是以人为研究对象,着重探讨人的健康、疾病及其防治问题。与其他学科相比,中医学有着注重整合的鲜明特点。一般认为,科学可以分成三大部类:自然科学、社会科学与哲学。无论是传统科学,还是近代、现代科学,都可以据此做出粗略的划分。中医学研究的对象——人,本身具有自然和社会的双重特性。因此,中医学涉及自然和社会科学,是两者相互交叉的产物。

（一）中医学的自然科学属性

自然科学是指研究自然界物质运动、变化和发展的规律或本质的学科。中医学的自然科学属性通过其研究对象的性质、研究目的得以充分体现。中医学以人为研究对象,着重探讨机体生长壮老已的基本规律、生理活动和病理变化机制及疾病防治措施等。中医学以气的运动变化来阐释人的生命活动,认为在气的推动下,体内各种生理过程得以正常进行,此时,人就处于功能健全的健康状态。反之,气不足或异常,人就处于病理状态。衰老过程也就是气的逐渐匮乏,以致生理活动日趋减弱的过程。气散、气绝则意味着生命活动的终止,死亡的来临。其次,中医学认为许多致病因素也具有物质属性,这些致病因素被泛称为"邪气"或"病邪"。

中医学的自然科学属性还表现为它与自然科学的其他分支学科有着密切的联系。人类生活在自然界中,自然界具备了人类赖以生存的必要条件。自然界的各种变化都在不同程度上直接或间接地影响人体功能。故古代医家强调,研究医学问题时,考察人的生命活动、生理功能和疾病的发生、发展及变化等都应着眼于整个自然界,把人放在其所处的自然环境中。只有这样,才能把握人与自然环境的内在联系,从而对上述问题的本质有所揭示。如《黄帝内经》涉及物候、气象、天文、地理、农业、历法等多学科知识,借以更好地研究人的生命活动。

（二）中医学的社会科学属性

社会科学是指研究人类社会运动变化和发展规律的学科,中医学研究的对象——人,本身具有自然和社会的双重特性。人,既是自然界物质演化的最高产物,又具有社会属性。人类组成社会,每一个人都生活在特定的社会中,社会环境同样给人以影响,这也带来一系列医学问题。中医学注重从社会学角度对这些问题进行考察研究,故其还具有社会科学的某些特性。如中医学既认识到人的生理功能差异的生物基础,又着重探讨了这种差异的社会背景。中医学揭示了许多疾病的社会根源。这些疾病的发生或因于社会动荡、政治腐败,或因于饥荒战乱、经济衰退,或因于不良社会习俗风尚。中医学还非常注重人际关系或角色对个人身心的影响等。

中医学是多门学科知识交互渗透的产物,多学科知识的引进,促进了中医学的发展。中医学在形成和发展过程中,吸取了古代哲学的研究成果,用当时的一些重要哲学思想和概念来阐明医学中的一系列问题,所以中医学的形成与发展受到了中国古代哲学的深刻影响。如《黄帝内经》借助阴阳这个哲学概念,来说明相关事物或一个事物两个方面的相对属性及其相互关系,并与一些名词结合而形成中医学的特有术语,以阐述生理现象或病理过程等。因此,阴阳学说既作为一种认识方法影响着中医学家,又作为具体的学术内容为医家在研究中反复应用。元气论和五行学说等的情况也有所类同。气象学、地理学、物候学、农学、生物学、植物学、矿物学、军事学、数学及冶金、酿造等知识、技术、成就,都曾对中医学的形成和发展起过促进作用。如气象学知识是促进中医外感六淫病因学说产生的重要因素,通过与四季物候变化的类比,中医学认识并论述了四时脉象的差异;借助地理学知识,古代医学家提出并详细讨论了因地制宜的治疗原则;受启于兵法常识,古代医学家又制定了许多治疗方法,组合了一些方剂;《黄帝内经》还述及了象数之学的内容,含有丰富而深奥的数学知识。由于医学具有应用学科性质,古代医学家只要发现某些知识、某项技艺能为医学所用,便不管来自何种学科,都一概加以吸取,融合进中医学的庞大知识、技能体系之中。

扫一扫，
测一测

学习小结

1. 学习内容

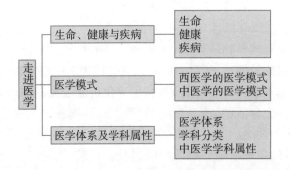

2. 学习方法　通过课堂学习,借助相关文献资料,掌握生命、健康、疾病的概念;运用归纳、对比的方法,认识中、西医学不同的医学模式及其演变;通过归纳,初步认识中医学的学科属性,了解中医学的学科分类。

（马铁明　赵 庆）

复习思考题

1. 中医学的健康理念如何? 中医学是如何认识疾病的?
2. 试述医学模式的转变对医疗观念的影响。
3. 中医学的学科属性有哪些?

第二章

医 学 纵 览

学习目标

1. 掌握中医学起源、发展及兴盛的整体历史进程及代表性内容；

2. 熟悉西方医学从早期形成—古典医学—中世纪医学—生物医学—现代医学的历史变迁过程；

3. 了解中西医结合的发展历程。

生老病死是所有人类社会共同的医学主题。从远古社会至今，人类围绕着生命、健康、疾病、衰老和死亡展开了长久不懈的探索和实践。可以说，医学发展的历史是人类社会发展史的重要组成部分，和社会、政治、哲学、经济、科学、文化等方面的演变与发展息息相关。因此，追本溯源，梳理医学发展源流对于我们认识医学的过去，正视医学发展的今天，预测医学发展的未来具有重要的意义。

中医学是世界医学的重要组成部分，在起源之初与其他医学有众多相似之处，在发展的历程之中，又呈现出自身的特点和规律。本章分别对中医学和西方医学的发展历程、基本脉络、标志性人物和事件等进行简要介绍。

第一节　中医学的起源与发展

中医学是中国人民同疾病斗争的智慧结晶和经验总结。在中医学的发展过程中，涌现了众多的医学著作，积淀了深厚的医学理论，形成了众多的医学成果，积累了丰富的医疗经验和技术，出现了大批优秀的医家。可以说，中医学不仅为中华民族的繁衍生息立下了不朽的功勋，而且为世界医学的发展做出了重要的贡献。

一、中医学的起源

早在 170 万年前，中华大地上就有先民们劳动、生息、繁衍。在漫长的岁月中，他们通过认识自然、改造自然的伟大实践，创造了人类的文明，也积累了生存智慧。

关于中药的起源，历史上流传着多种传说，其中最有名的莫过于"神农尝百草"的故事。传说神农炎帝居于姜水（今陕西岐山一带），牛首人身，他在找谷种的过程中，发现了很多草木的药性。《淮南子·修务训》中记载神农"尝百草之滋味，水泉之甘苦，令民知所避就"。尽管传说带有浓厚的神话色彩，但它从侧面反映了远古先民认识植物药的过程。同样，原始人在食用动物的过程中，也逐渐发现了一些动物的骨骼、脏器、血液等的治疗作用，如虎骨、鹿心血、牛肉等。原始社会末期，随着采矿冶炼业的出现，人们逐渐认识到某些矿物对疾病的治疗作用,发现了芒硝泻下、石膏清热、水银杀虫等矿物药的作用。这些来自生活实践中的现象反复出现,使人们逐渐对药物性能、毒性与药效之间的关系有了更牢固的认识。总之,有关药物的起源可以总结为:植物药,从寻找食物充饥开始;动物药,从可获取动物食品开始;矿物药,从采矿和冶炼时代开始。这便是我国先民最初积累药物知识的过程。

针法的起源大约可追溯到旧石器时代,当原始人出现疼痛、瘙痒或肌表不适,很可能会用木棒、石块去敲打撞击甚至刺破这些部位。而这些无意识的动作有时会使症状减轻,于是就引起人们的关注和效仿。到了新石器时代,人们掌握了磨制等技术,便能够制作出一些比较精致、尖锐或锋利的石器,这就是"砭石"。砭石是针具的雏形,而砭刺是针刺的前身。

灸法的起源同样可以追溯到原始社会,人们在使用火的过程中,有时发现温热或烧灼感可以缓解和治疗一些症状,于是他们渐渐学会有意识地找一些干枯的植物茎叶温暖或烧灼体表,这就是灸法的原始形式。

甲骨文是中国迄今发现最早的成熟文字。截至 2022 年 11 月,中国甲骨文发现总计约15 万片,经科学考古发掘的有 3.5 万余片,单字数量已逾 4 000 字。其中与疾病相关的甲骨共有 323 片,约 1 000 多条卜辞,涉及内、外、妇、儿等 40 多种疾病。甲骨文记载疾病多是按部位确定病名,如:疾首(脑科)、疾目(眼科)、疾齿(牙科)、疾腹(消化科)、疾子(儿科)、疾育(产科)等。对人体各部位的说明都是用象形的方式,如手、足、耳、齿、心的写法分别为

手 　足 　耳 　齿 　心 。"心"是目前唯一所见被甲骨文记载的脏器。从甲骨文对龋、疟等疾病的写法上看,殷商时期对疾病原因的认识已出现了实物病因,不完全是迷信的唯心主义色彩。"药"字的象形写法是床边一束草,治疗上还有按摩一类方法,这些都体现出早期医药所带有的实证取向。

二、春秋战国时期的中医学

中医学的病因学说是在古代医与巫的斗争中逐渐发展起来的。春秋战国时代,人们已将精气、五行学说等哲学思想应用到医学。五行即木、火、土、金、水。五行之间存在着相生相克关系,这些观点具有朴素唯物论和辩证法因素,对中国医学发展产生了深远的影响。春秋时期,《左传》记载秦国名医医和给晋侯诊病时提出"六气致病说",指出"阴、阳、风、雨、晦、明"六气"过则为菑",是病因学的雏形。这一时期,人们还通过对动物及人体尸体的解剖来认识和观察人体结构和功能,《灵枢·经水》中"其死可解剖而视之"等记载就是很好的证明。

在药物知识记载方面,先秦文献中的《周礼》《诗经》《山海经》等书都有对药物的记载。《周礼·天官》中有"以五味、五谷、五药养其病",汉代郑玄注:"五药,草木虫石谷也。"这是目前已知对中药最早的分类。《诗经》中描述了很多药物,其中植物药就有 50 余种,有些至今还是常用药,如枸杞子、益母草等。《山海经》中记载了 120 多种药物,包括植物药、动物药、矿物药等,药物内用法有"服"与"食",外用法有佩戴、坐卧、洗浴、涂抹等。酒与医药的关系在这一时期继续被重视,商代贵族嗜酒成风,还发明了最早的药酒,甲骨文有"鬯其酒"的记载。到汉代,酒在《汉书》中被称为"百药之长"。

春秋时期,治疗技术更有所扩展。如《左传》记载,秦国名医医和曾说:"攻之不可,达之不及,药不至焉。"说明当时攻(灸疗)、达(针刺)、药(药物治疗)已是医生常用的治疗方法。

战国时期,医疗水平已经有了很大提高,并形成了一定的体系。长沙马王堆汉墓出土的帛书《五十二病方》,记载了 103 个病名,涉及内、外、妇、儿、五官等科,并记载了药名 247 个,药方 283 个,从中可以窥见西汉以前医疗发展水平。

三、秦汉时期的中医学

1972 年初至 1974 年初,中国考古工作者相继对位于湖南省长沙市东郊的马王堆一、二、三号汉墓进行了科学发掘,出土了几千件珍贵文物,其中在马王堆三号汉墓出土了一批帛书。在马王堆帛书中,有 11 种是古医书,计有:《足臂十一脉灸经》《阴阳十一脉灸经》甲本、《脉法》《阴阳脉死候》《五十二病方》《却谷食气》《阴阳十一脉灸经》乙本、《导引图》《养生方》《杂疗方》《胎产书》等。马王堆三号汉墓还出土竹木简 200 支,全部是医书,分为《十问》《合阴阳》《杂禁方》《天下至道谈》等四种,其中除《杂禁方》为木简外,其余全部是竹简。这些古医书的出土,填补了我国医学史上的空白。

秦汉时期(公元前 3 世纪—3 世纪),医学知识日趋丰富,以中医四大经典《黄帝内经》《难经》《伤寒杂病论》《神农本草经》成书为标志,标志着中医学理论体系的确立,中医学就此完成了理、法、方药学术体系的建构。

《黄帝内经》约成书于战国至秦汉时期,魏晋至隋唐时期仍有修订和补充。《黄帝内经》包括《素问》和《灵枢》两部分,共 18 卷,162 篇,是先秦至西汉医学经验和理论的总结。该书全面论述了中医学的思维方法,人与自然的关系,人体的生理、病理及疾病的诊断、防治等知识。

同时期的另一部重要的医籍为《难经》,相传系秦越人(扁鹊)所作。该书以基础理论为主,涉及生理、病理、诊断、病证、治疗等各个方面,尤其对脉学有较详悉而精当的论述和创见,是对《黄帝内经》理论的进一步阐扬和发展。

《神农本草经》,简称《本经》或《本草经》,是我国现存最早的药物学专著。书中载药 365 种,并根据药物毒性的大小及功效分为上、中、下三品。该书不但记载了药物的性能、主治,更重要的是提出了"四气五味"的药性理论,明确了"治寒以热药,治热以寒药"的用药原则。同时,该书提出单行、相须、相使、相畏、相恶、相反、相杀等"七情和合"的药物配伍理论,为组方配伍提供了重要的理论依据。

《伤寒杂病论》为东汉张机(字仲景)所著,原书 16 卷,包括伤寒和杂病两部分。该书提出了"观其脉证,知犯何逆,随证治之"的辨证论治原则,使中医学的基础理论与临床实践紧密结合起来,为临床医学的发展奠定了坚实的基础。

秦汉时期,随着中医学理论体系的建立,出现了大批杰出的医家。淳于意(约公元前 215—前 150 年),山东临淄人,他在诊治病人时,为了观察诊治效果,对每个病人皆备"诊籍",司马迁将其收录在《史记·扁鹊仓公列传》中,共载病案 25 例,详尽记载了患者姓名、性别、里居、职业、疾病症状、脉象、诊断、治疗和预后等,是中国现存最早见于文献记载的医案。东汉时期的华佗学识渊博,医技精湛,发明了中药全身麻醉药——麻沸散,并成功地应用于外科腹部手术。他精通内、外、妇、儿各科,尤擅长外科和针灸。他还提倡体育锻炼,创作了"五禽戏",即模仿虎、鹿、熊、猿、鸟的动作,强身健体,对后世影响深远。东汉时期的董奉,医术高明,医德高尚,给人看病分文不取,只要重病愈者在山中栽杏树 5 株,轻病愈者栽杏树 1 株。数年之后,杏树郁然成林,董奉又以杏易谷,再将所得之谷赈济贫民。后世称颂中医"杏林春暖""誉满杏林"之语,盖源于此。

四、魏晋隋唐时期的中医学

(一)对《黄帝内经》与《伤寒杂病论》的整理注释

《黄帝内经》在长期流传过程中,由于散佚和辗转传抄错漏,导致内容乖错,文字多有讹脱衍倒,有必要对其进行整理和注释。最早注释《黄帝内经·素问》的医家为齐、梁间人全元起，书名《素问训解》，但于南宋时佚失。唐代医家杨上善，首次对《黄帝内经》进行全面分类研究，他整理、注释的《黄帝内经太素》（简称《太素》）为现存最早的《黄帝内经》注本。在《素问》注本中影响较大的是中唐时期的王冰，他重新编次并注释的《重广补注黄帝内经素问》，又称《次注黄帝内经素问》，凡 24 卷 81 篇。

《伤寒杂病论》成书后，屡遭战乱兵焚，不久即散失。晋代医学家王叔和对该书进行搜集、整理和重新编次，使之得以流传后世，对中医学的发展产生了极其深远的影响。整理研究《伤寒论》的医家还有唐代孙思邈，他开创了以方类证的研究方法，认为《伤寒论》之大意不过三种，"一则桂枝，二则麻黄，三则青龙，此之三方，凡疗伤寒不出之也"，成为后世伤寒学派三纲鼎立学说的理论基础。

（二）《脉经》的出现与脉学的进步

魏晋时期，脉学取得较大成就，王叔和汇集了前代脉学成就，结合临证经验，写成《脉经》10 卷，共 97 篇，为中国最早的脉学专著。该书确立了"寸口脉诊法"，归纳出临床常见脉象 24 种，并将脉、证、治相结合，使脉学系统化、规范化，促进了临床医学的发展。《脉经》对世界医学也有一定的影响，不仅传到近邻的朝鲜和日本，而且还传到中东及欧洲地区。此外，还有一部托名王叔和所著的通俗本《王叔和脉诀》，相传为六朝高阳生所作，但也有人认为是五代或北宋人所伪托，该书以通俗的歌诀形式阐述脉理并联系临床实际，词句简明易懂，成为当时习医者的入门书。

（三）病因学专著的出现

中医学病因病机学方面在这一时期也有重要的发展。隋初，巢元方等人奉诏编撰《诸病源候论》。该书是一部系统论述临床各科疾病的病因病机和症状体征的医学基础理论巨著，分述内、外、妇、儿、五官、皮肤等诸科，尤重于病因学研究。《诸病源候论》全书 50 卷，凡 67 门，分述病源证候 1 739 论，提出了很多病因理论方面的新见解，如对于"疫疠""时气"等传染病，提出是由于感受"乖戾之气"所致，且"生病者多相染易，故须予服药及为方以制之"，指出此类疾病虽传染，但可以通过服药预防和控制，这在传染病学史上具有重要意义。

（四）本草学与方书的发展

晋代葛洪著有《肘后救卒方》简称《肘后方》，约成书于 3 世纪。该书治法讲究"简、便、廉、验"，是中医学史上第一部临床急救手册。其主要成就有如下几点：对天花、沙虱病等急性传染病有较高水平的认识；首创用狂犬脑组织敷贴在被咬伤的创口上防治狂犬病的方法；在急症的治疗方面，明确指出救急措施与病因治疗相结合。该书后经陶弘景增补，更名为《补阙肘后百一方》，金代杨用道又增补一次，名为《附广肘后方》。

南朝人陶弘景所著《本草经集注》，是继《神农本草经》以后，对中国药物学的又一次总结。全书共 3 卷，在《神农本草经》的基础上增补新发现的药物 365 种，共收载药物 730 种。该书首创按药物的自然属性进行分类的方法，并创立了"诸病通用药"，列举了 80 多种疾病的通用药物。

唐朝医官苏敬等 20 余人集体修编的《新修本草》是唐代本草学的重要成就。该书是世界上第一部由国家组织编修并颁布的药典，于 659 年完成。全书 54 卷，载药 850 种。

唐代医学家孙思邈，被后世尊称为"药王"。在临床诊疗过程中，他广泛收集民间验方，其代表作《备急千金要方》内容丰富，虽名为方书，实际上包括诊断、针灸、预防、卫生等多方面内容，是一部综合性医书。全书共 30 卷，收集医方 4 500 多首，是中国唐代最杰出的医药学著作，也是中国历史上第一部临床医学百科全书。晚年他又完成《千金翼方》一书，对原书加以补充，载方 4 500 余首。

（五）临证各科的分化与进步

魏晋南北朝至隋唐五代时期（265—960 年），中医学随着政治、经济、文化的发展，在理论研究、临床各科、医学教育、对外交流等多方面均有突出成就,推动了中医学理论体系的进一步完善和发展。

在针灸学方面,晋代皇甫谧总结了前人的针灸知识和经验,著有《针灸甲乙经》12卷,128篇,为中国最早系统论述针灸的专书。该书从脏腑、经络、腧穴、病机、诊断和治疗等方面对针灸理论与操作方法进行了系统整理,提出了分部划线布穴的排列穴位方法,阐明针灸操作中的禁忌,提倡按病论穴,针对临床的200余种疾病证候,提出腧穴治疗方法500余条。

外科方面,南齐龚庆宣所撰写的《刘涓子鬼遗方》,是我国现存最早的外科学专著。全书共5卷,包括外伤、痈疽、疮疖、瘰疬、疥癣以及其他皮肤病等。在诊断方面,书中介绍了痈疽的辨脓法,对痈疽积脓采用火针穿刺引流法。在治疗方面,按照中医理论进行辨证施治,既以外治为主,又重视内治,为后世外科"消、托、补"法的确立奠定了基础。

妇科方面,唐代昝殷所撰《经效产宝》,又名《产宝》,是我国现存最早、流传最广的妇产科专著,可惜一度流失,现今所见已非原书,乃3卷辑佚本,共52篇,载378方。上卷为经闭、带下及妊娠各方,中卷言坐月、难产,下卷论产后各证。

儿科方面,唐代出现了《颅囟经》,著者不详,是我国现存较早的儿科专书。全书仅2卷,是由《永乐大典》中辑复所得。该书首论小儿脉法,次列病证,有小儿夜啼、下利、目赤、湿热等15种病证,载方42首,尤以对惊痫、火丹的论述最为详尽。

伤科方面,唐代蔺道人著《仙授理伤续断秘方》,是我国现存最早的骨伤科专著,系统总结了唐代以前伤科方面的主要成就,记载了四肢骨折、脱位、颅骨骨折、腹部损伤、内伤、创伤后遗症等病症的诊断、治疗和方药,初步奠定了骨伤科辨证、立法、处方与用药的基础。该书首论整骨手法的14个步骤和方剂,次论伤损的治法及方剂。书中记述了关节脱臼、跌打损伤、止血以及手术复位、牵引、扩创、填塞、缝合手术操作等内容。对骨折复位固定,提出了"动静结合"的治则,对肩关节脱位,首次采用了"椅背复位法",这些方法有效指导了中医伤科的临床实践。

五、宋金元时期的中医学

(一)先进的医政制度

宋代初年设立了翰林医官院专职医药行政,还设有其他类型的医疗、慈善机构。宋政府还设有专供帝王用药的"御药院",专职药政的机构"尚药局"。王安石新法之后,药物购销由国家管理,建立了国家官办药局"太平惠民局"。北宋初年,政府在太常寺下设立太医署,医学校第一次被纳入国家官学系统。金代医政制度多仿宋代,设立有太医院统管医政和医学教育。元代沿用太医院为最高医学行政机构,还设有"广惠司"为药政机构,并在其属下设有"回回药物院"。

(二)医籍整理与经典阐释

宋代于1057年在京城成立了校正医书局,专门负责医学书籍的校正和印行,有计划地对历代重要医籍,进行了搜集、考证、校勘和整理,如对《素问》的整理补注"正谬误者六千余字,增注义者两千余条"。校正医书局对医学典籍与古医籍的审定,对当时医学的发展和后世医籍的传播都有重要贡献。

宋代对《伤寒论》的研究蔚为大观,后世伤寒学派当中的"伤寒八家"中有五位是宋人,包括韩祗和、朱肱、庞安时、许叔微、郭雍。韩祗和著《伤寒微旨论》,朱肱著《伤寒类证活人书》,庞安时著《伤寒总病论》,许叔微著有《伤寒百证歌》《伤寒发微论》《伤寒九十论》,郭雍著有《伤寒补亡论》。除此之外,金代医家成无己全面注释《伤寒论》,著有《注解伤寒论》,以经释论;另著《伤寒明理论》首次依据君、臣、佐、使来剖析组方原理,首开方论先河。

笔记栏

（三）本草学与方剂学成就

宋代政府重视医药，多次组织修订本草。公元 974 年，在《新修本草》和《蜀本草》的基础上，编撰了《开宝本草》。公元 1057 年，再次编撰本草，于 1061 年刊行《嘉祐本草》21 卷，记载药物 1 083 种。宋廷还进行全国性的药物大普查，于 1061 年编撰成《本草图经》，全书 20 卷，载药 780 种，绘图 933 幅。北宋中期民间医家唐慎微还撰有《经史证类备急本草》，集宋以前本草之大成。

宋代政府还组织编写了一批大型方书。其中《太平圣惠方》于 992 年成书，全书 100 卷，分 1 670 门，录方 16 834 首。该书以《备急千金要方》《千金翼方》《外台秘要》为蓝本，广集汉唐以来各家方书及民间医疗经验，按脏腑病证分类汇编而成。该书是一部理论联系实际，具有理、法、方、药完整体系的医方著作。《和剂局方》是宋代由政府创办的"和剂局"的制剂规范，详列主治病证，制剂方法，全书共 10 卷，载方 297 首。1151 年该书改名为《太平惠民和剂局方》，内容增补至 788 个方剂。它是中国乃至世界最早的国家药局的成药处方集。《圣济总录》也是宋代政府组织编写的，历时 7 年，于 1117 年成书。全书共 200 卷，分 60 门，载方约 20 000 首，堪称宋代医方巨著。

（四）中医各科的发展

在病因学方面，宋代陈言（字无择）著《三因极一病证方论》，将各种疾病的病因分为三类：内因、外因及不内外因，较全面地概括了各种致病因素。

在针灸学方面，宋代王惟一撰成《铜人腧穴针灸图经》三卷，并主持设计铸造了针灸铜人模型两具，成为我国最早的针灸教学模型。官修的《铜人腧穴针灸图经》流传至日本、朝鲜等国，在针灸学上有较大影响。

在外科学方面，陆续出现了一些外科专著，如李迅的《集验背疽方》、齐德之的《外科精义》和陈自明的《外科精要》，其中《外科精要》辨证论治较全面，强调外科也要内治，反映了当时外科的新成就，对当时影响最大。

在妇产科学方面，出现了介绍各种难产形式和助产方法的《十产论》，介绍妇产科诊治方法的《妇人大全良方》等妇产科专著。

在儿科学方面，钱乙所著《小儿药证直诀》成为中国第一部儿科专著。钱乙亦被后世尊称为"儿科之圣""幼科之鼻祖"。

在法医学方面，宋代宋慈的《洗冤集录》是世界上最早的法医学专著。该书共 5 卷，涉及生理、病理、解剖、药理、毒理、检验等多方面知识，不仅对当时的法医成就进行了总结，而且对世界法医学的发展做出了重要贡献。

（五）金元四大家学术争鸣

宋金元时期，中医学的发展出现了学术争鸣，学术流派众多，标志着中医学术思想已发展到一个新阶段。最著名的是后世所称的"金元四大家"。其中寒凉派的代表医家刘完素提出"火热论"的病因学说，强调火热在致病中的重要性，提出"六气皆从火化""五志过极皆为热甚"，对火热病的治疗以清热通利为主，善用寒凉药物，对后世治疗热性病很有启发。攻下派的代表医家张从正认为疾病均为邪气所致，主张以攻病除邪为首要，在治疗上强调汗、吐、下攻邪三法。他虽善于攻下，并非无补，而是先攻后补，寓补于攻。补土派代表医家李杲提出"内伤脾胃，百病由生"的主张，治病时多采用补益脾胃、升举中气的方法。滋阴派的代表医家朱震亨提出"阳常有余，阴常不足"，临床上善用"滋阴降火"之法。

六、明清时期的中医学

（一）对《黄帝内经》与《伤寒论》的研究

明代张介宾于天启四年（1624 年）编成《类经》，从摄生、阴阳、脏象、脉色、经络、标本、气味、论治、疾病、针刺、运气、会通等十二方面对《黄帝内经》进行较全面注解,为后人学习《内经》提供参考。此外,张氏还编撰《类经图翼》《类经附翼》,以图解与论述来补充《类经》。清代考据之风盛行,许多医家投入大量精力研究《黄帝内经》。

明清时期对《伤寒论》的研究持续兴盛,这一时期的伤寒研究被后世概括为三派:错简重订派、维护旧论派和辨证论治派。错简重订派的代表人物是方有执和喻昌。方氏认为王叔和整理的《伤寒论》"颠倒错乱",于是将书中某些篇章删削、调整,编成《伤寒论条辨》。明末清初名医喻昌又在方氏之学的基础上,著有《尚论篇》,并提出"三纲鼎立"说及桂枝、麻黄、大青龙三法统领伤寒太阳病的见解。维护旧论派的代表人物张遂辰及其弟子张志聪、张锡驹,认为王叔和编次不必更改,"悉依旧本",其主张得到清代名医陈修园的响应。辨证论治派根据其研究特点,大致可分为以柯琴、徐大椿为代表的以方类证派,以尤怡、钱潢为代表的以法类证派和以陈修园、包诚为代表的分经审证派。

（二）本草学的发展

药物学巨著《本草纲目》为明代李时珍所著。该书历时 27 年著成,共有 52 卷,收载药物 1 892 种,附方 11 096 首,绘制药图 1 109 幅。该书集明以前药物学之大成,创"从微至巨""从贱至贵"的先进药物分类方法,含有丰富的自然科学资料,对中国药物学发展作出了巨大贡献。该书问世后,陆续被译成朝、日、拉丁、英、法、俄等多种文字,在人类医学发展史上具有较高成就。

《本草纲目拾遗》是继《本草纲目》之后的又一部重要本草著作,作者为清代赵学敏。该书共 10 卷,除补充《本草纲目》的遗漏和修改差错外,还增加了由国外新传入的药物和一些民间药物,并明确认识到生物因环境差异会出现物种变异,含有生物进化的观点。

（三）中医各科的进步

在诊断学方面,明代强调诊断应四诊合参,在舌诊、问诊、脉诊上均有系统论述。孙志宏所著《简明医彀》在"临床须知"中提出:"切脉固重,望、闻、问尤居先。"八纲辨证在明代已逐渐形成。

在针灸学方面,明代杨继洲《针灸大成》内容丰富,是对明代以前针灸学的又一次总结,在针灸发展史上具有相当影响,流传至日、法等国。清代李学川《针灸逢源》确定的 361 个经穴,为明代《针灸大成》之后的又一次总结,制订的经穴位置影响至今。

在外科学方面,明代外科与伤科的发展引人注目,比较突出的医家有薛己的《外科枢要》、王肯堂的《外科准绳》、陈实功的《外科正宗》等。其中《外科正宗》刊行后广为流传,并传至日本等国,300 多年来流传有 50 余种版本,成为中医外科的经典著作。

在妇产科学方面,有了进一步的发展,如傅氏的《傅青主女科》既重视脏腑、气血、经络理论,继承前人学术经验,又有发挥,常以健脾益气、调肝养血、补肾填精、培补气血等为法。

在儿科学方面,明代万全著有《幼科发挥》,系其《万密斋医学全书》中的一部分。该书按五脏主病系统论述了多种儿科病证的诊断和治疗,列举主方 75 首,处方用药用其家传秘方,论述小儿生理病理特点,颇有发明,至今仍为儿科医家所推崇。

在五官科方面,喉科发展迅速,如出现了郑宏刚的《重楼玉钥》,专论各种喉风病证的针刺疗法。该书具有很高的临床价值,创制"养阴清肺汤"治疗白喉疗效显著,迄今仍为临床所用。

（四）温病学说的形成与发展

明清时期是温病学说形成和发展的重要时期。温病是多种急性外感热病的统称,多具有传染性和流行性。明代的吴有性及清代的叶桂、薛雪、吴瑭、王士雄等对温病学说的形成和发展做出了卓越的贡献。

吴有性于 1642 年著成《温疫论》,对温病学说的创立起到了奠基作用,书中提出"戾气"这一病因学说,与以往外感六淫邪气不同,并且从口鼻而入,具有流行性、传染性和特异性。

叶桂指出温病发展一般要经过"卫、气、营、血"四个由浅入深的阶段,其学说由他的学生整理成《温热论》。薛雪撰《湿热病篇》,是温病学中湿热病的专著。吴瑭著《温病条辨》,提出温病的三焦辨证和不同阶段的治疗方剂。王士雄集温病诸家之大成,以轩岐仲景之文为经,叶薛诸家之辨为纬,著成《温热经纬》。叶桂、薛雪、吴瑭、王士雄被后世誉为"温病四大家"。

七、近代中医学

鸦片战争以后(1840—1949 年),西方的科学技术,包括西方医学也广泛地传入中国,教会医院广泛建立。面对西医学的冲击,中医学在抗争中求得生存与发展的同时,也逐渐开始了衷中参西、中西医学汇通的探索和实践,为近现代中医理论体系嬗变做出了有益的探索。

鸦片战争以后,西方医学广泛进入中国,直接影响到了中医学的生存,主张全盘西化的民族虚无主义者与主张中医疗效显著的古籍整理学派、临床学家之间展开了激烈的论争。在这样的形势下产生了"中西汇通派",试图分析两种医学的长短异同,寻求近代中医学发展的方向。

辛亥革命之后北洋政府于 1912 年公布《中华民国教育新法令》,导致出现民国元年"教育系统漏列中医案",引发了近代中医史上首次"中医保卫战",但以失败告终,从此民国时期的中医药教育,不为国家正式承认。1919 年,五四运动主张全盘西化,使中医处于灭亡边缘。1929 年 2 月,国民党政府第一次卫生行政会议通过了余云岫提出的"废止旧医"方案,全国人民群起反对,反动方案虽未能公开执行,但卫生行政领导一直执行轻视、歧视、排斥中医之政策。

中医学在这一特殊时期虽然受到严峻的挑战,但仍然呈缓慢态势顽强地持续发展。在医学文献的整理研究、方药学、临床各科等方面均取得一定的成就。

八、现代中医学

中华人民共和国成立以来(1949 年至今),国家大力发展中医药,倡导中西医结合,继而提倡用现代多学科的方法研究中医学。新中国成立以来,中医高等院校和研究机构纷纷建立。中医学在继承的基础上,有了众多新的成就和发展。

1949 年中华人民共和国成立以来,中医学事业迎来了发展的好时机,国家大力倡导中西医结合,提倡用现代多学科的方法研究中医学。1958 年 10 月,毛泽东指示:"中国医药学是一个伟大的宝库,应当努力发掘,加以提高。"党中央的指示和决策,使中医进到大规模发展时期。1955 年,卫生部直属的中医研究院成立。1956 年,又相继在北京、上海、成都、广州等地建立了高等中医院校,各地还建立了中医医院,综合医院设立了中医科,建立了中医研究院,在医学校还举办了西医离职学习中医班。中医在医疗、科研、教育等方面获得了全面发展。

1980 年 3 月,召开了全国中医和中西医结合工作会议,确定了中医、西医、中西医结合三支力量都要发展、长期共存的方针。1986 年,国家中医管理局正式成立,中医呈现一个崭新的发展局面。

进入 21 世纪,中医学更是显现了其在预防和治疗疾病、保护人类健康中的强大作用。2015 年,屠呦呦以传统中医理论为基石,以现代医学研究手段为方法,研究青蒿素抗疟,获得诺贝尔生理学或医学奖,中医药为人类做出了新的贡献。随着社会的发展与进步,中医学在党和国家的支持和指引下正迎接一个更光明的未来。新时代对中医药提出了新的要求,中医药适应群众健康需求日益增长的趋势,坚持中西医并重,突出中医药的特色与优势,借助现代技术,推动重大新药创制、重大传染病防治等取得新进展,在深入推进医改中发挥更大作用,培养更多优秀人才,提升中医药在世界上的影响力,做到在继承中创新发展,在发展中服务人民,为丰富祖国医学宝库、增进人民健康福祉、全面建成小康社会做出新贡献。

> **思政元素**
>
> 立志高远,自信自强
>
> 　　中医学是具有中华民族特色的一门医学科学,为人类的繁衍昌盛做出了巨大的贡献。中医学最早建立了独特的理论体系,诊疗水平在世界古代医学史上遥遥领先,创造了多项"世界第一"。例如:东汉医学家华佗应用"麻沸散"进行了世界最早的全身麻醉手术;晋代葛洪在《肘后备急方》中记载用海藻治瘿,用狂犬脑组织外敷伤口防治狂犬病,用器具加药物灌肠治疗大便不通等,都是世界首创;唐代孙思邈《备急千金要方》中记载用葱管导尿治疗尿潴留,比法国发明橡皮管导尿早 1 200 多年;唐代王焘《外台秘要》记载的"金针拨障术",为世界眼科史上首创的白内障疗法;金元时期危亦林提出治疗脊柱骨折采用悬吊复位法,比英国医学家达维斯(Daris)提出悬吊复位法早 600 多年;起于明代隆庆年间的人痘接种术,在 18 世纪中叶由我国传遍欧亚各国,英国人詹纳(E. Jenner)受其启示,研制出牛痘接种术。
>
> 　　中医学是中华民族两千余年来集体智慧的结晶,蕴含着很多宝贵的诊疗经验。中医学的发展进步还有很长的路要走,吾辈当有强烈的民族自豪感和严谨的科学精神,立志高远、自信自强,做好中医传承创新事业的接班人。

第二节　西方医学的起源与发展

一、西方医学的萌芽

　　在漫长的进化发展过程中,人类学会了征服和改造大自然的本领,也积累了繁衍生息的智慧。火的发明和使用不仅用于照明、取暖、驱避野兽和烧烤食物,还用于治疗一些风湿病痛。弓箭的发明提高了人类狩猎及畜牧的能力,利于人们了解和掌握动物内脏及血液等的治病作用,由此发现了动物药。原始人还在长期实践中学会了助产、烧灼止血、脱臼复位等基本技能。因此可以说,医学源于人类的生活实践,是人类祖先集体智慧的结晶,在同疾病作斗争的实践中应运而生。

　　公元前 3500 年左右,两河流域出现了人类最早的苏美尔文明,是巴比伦文明的前身。公元前 3500 年至公元前 525 年,埃及文明出现,并最后成为波斯帝国的一部分。几乎同时期,印度河流域的古印度以及黄河流域的古中国文明先后产生。这几个古老的国度被称为四大文明古国,是人类文明的摇篮。

　　(一)美索不达米亚的医学

　　古代西南亚地区叫美索不达米亚,意即"两河之间"(底格里斯河和幼发拉底河之间),是古巴比伦文明的发祥地。3500 年前的楔形文字证明,当时的占卜者和巫师通过观察动物的内脏来预言吉凶,因而获得了解剖学知识,最早描述了肝脏、胆囊、门静脉和肝动脉。美索不达米亚人已经有了助产传统,会治疗骨折,做环钻手术,而且使用草药。泥板书中还记载了乌龟壳、蛇皮、百里香、牛奶、无花果、椰枣、柳树、罂粟等药物。巴比伦王朝的《汉谟拉比法典》中已包括了数学、天文学、占星学及医学等内容,其中关于医疗的规定是世界最早的医疗法律,表明外科手术受到监管。

（二）古代埃及医学

古埃及最早的医生伊姆霍泰普(Imhotep)是第三王朝左赛尔法老时期(约公元前 2668—前 2649 年)的大臣和御医,他懂得解剖学知识,会用草药治病,被古埃及人奉为医神。早在公元前 3000 年的古埃及就有了莎草纸,在古老的纸草书中记载着古埃及医学的杰出成就,最重要的有史密斯纸草书(Smith Papyrus)和埃伯斯纸草书(Ebers Papyrus)。史密斯纸草书大约抄写于公元前 2000—前 1600 年,记录了 48 个病例,描述了脑、心、肝、脾、肾和膀胱,还记载了手术缝合及包扎方法;埃伯斯纸草书大约抄写于公元前 1550 年,记述了内科、五官科、神经科、妇科、儿科的 47 种疾病,载有药方 877 个,可知当时人们已经会用柳树消炎镇痛。

（三）古代印度医学

古印度医药学知识来源于婆罗门教的吠陀经。约在公元前 1500 年左右成书的《梨俱吠陀》中记载了麻风、结核等疾病和药用植物。约著于公元前 7 世纪的《阿阇婆吠陀》,记载了 77 种病名和创伤、蛇毒虫伤的病例,以及治疗这些疾病的草药。之后的《阿输吠陀》提出关于健康与疾病的三体液学说,是阿输吠陀医学的基础。约成书于公元前 5 世纪的《妙闻集》是阿输吠陀医学的外科学代表作,书中记载了外科手术和 760 种植物药。

二、古典医学的形成与发展

西方古典文化由希腊人开创,并被罗马人发扬光大,这一历史时期的医学理论对后世西方医学的发展有重要影响。

（一）古典医学的形成

古希腊神话中,太阳神阿波罗是医疗技术的创造者,他的儿子阿斯克雷庇亚(Asclepios)是古希腊医神,他身着长袍,手持一根有蛇缠绕的手杖,后来这根蛇盘绕的权杖被作为西方医学的标志。

古希腊医学理论受到当时自然哲学思想的影响。公元前 6 世纪,泰勒斯(Thales)提出万物由水而生;赫拉克利特(Heraclitus)认为火是万物的本源;德谟克利特(Democritus)认为物质是由极小的原子构成的,并提出原子论;恩培多克勒(Empedocles)提出一切物质都是由火、空气、水和土四种元素组成的。这些都为希腊医学理论的产生奠定了基础。

希波克拉底(Hippocrates,约公元前 460—前 370 年)生于一个医学世家,被尊称为西方"医学之父"。他提出"四体液病理学说",提倡整体观和个性化治疗,其著作《希波克拉底文集》内容包括解剖生理、内科、外科、妇产科、儿科、眼科、药剂学等。以他为核心形成的希波克拉底学派在古希腊各个医学学派中影响最大,代表了古希腊医学的最高成就。

（二）古典医学的发展

西方医学的另一位伟大先驱亚里士多德(Aristotle,公元前 384—前 322 年)继承和发展了希波克拉底医学,他对动物进行解剖,观察生命现象,被认为是比较解剖学的奠基人,提出心脏是人体重要的思想器官。这一时期,托勒密王宫里的希洛菲利(Herophilus)和爱拉吉斯拉特(Erasistratus)也在解剖学上负有盛名。亚历山大利亚时期,出现了原始的药房,有了专业的制药人员,毒药和解毒药的研究也盛行一时。

（三）古罗马时代的医学

罗马帝国时期,随着古希腊医学的引进,医学取得了辉煌的成就。古罗马更加注意公共保健和卫生,如在城里修建饮水道、下水道及公共浴场;在军队中设军医机构和医务总督,开办军医院,防治流行病;首创公共医疗机构,在城区内设立了慈善性质的民众医院。古罗马著名医学家有阿斯克莱庇亚德(Asclepiades)、塞尔萨斯(A·Celsus)、鲁弗斯(Rufus)等。塞尔萨斯用拉丁文完成医学经典著作《论医学》,确立了炎症红、肿、痛、热的基本特征,提出疾病治疗分成饮食、药物和外科治疗三部分。盖伦(Galen)是西方医学史上继希波克拉底之后最有影响的医家,被誉为"医圣"。他的著述曾长期被医学界视为经典。盖伦对人体解剖学进行了深入研究,著有历史上第一部人体解剖学专著《论解剖规程》。盖伦重视药物治疗,利用大量植物药配制丸剂、散剂、硬膏剂、浸剂、煎剂、酊剂、洗剂等各种剂型的制剂,后世药房制剂被称为"盖伦制剂"便是由此而来。

三、中世纪医学

5—15世纪的医学被称为中世纪医学,一般包括中世纪欧洲医学和阿拉伯医学。这个时期因为医学和科学发展缓慢,因而有人把它称为黑暗时期,但拜占庭医学和阿拉伯医学却成为黑暗中的明灯。

(一)古典医学的衰落

5世纪末,西罗马帝国被日耳曼人所灭,东罗马帝国未受外族入侵,并以拜占庭(Byzantine)名称保存了下来。拜占庭帝国出现了医学校、医院和药房,医学家们继承了古希腊和古罗马的医学遗产,编写了大量医学百科全书,为阿拉伯医学发展奠定了基础。

(二)阿拉伯医学

阿拉伯继承了古希腊、罗马文化,很多哲学、科学及医药方面的重要著作先后译成阿拉伯文,推动了医药学的进步。阿拉伯医学在化学、药物学和制备药物的技艺方面很有成就,改进了蒸馏、升华、结晶、过滤等方法,丰富了药物制剂,并将升汞、硝酸、硝酸银等用于医疗。波斯人雷泽斯(Abu Bakr Muhammad ibn Zakariyaal-Razi,865—925年,也译为拉齐)是当时最知名的学者,他所著的《医学集成》是一部医学百科全书。阿维森纳(Avicenna,980—1037年)的代表著作《医典》一度成为欧洲一些医学院校的教材。从10世纪开始,阿拉伯临床诊疗达到较高水平,首创外科消毒技术,能有效控制伤寒、霍乱等传染病蔓延,认识上千种植物药,会采用化学方法配制药物。

(三)西医学建制化的开启

10世纪以后,欧洲出现了大量医院和医学院校,成为中世纪欧洲文化走向启蒙时代的基础。最早的医学校是10世纪在意大利萨勒诺(Salerno)建成的萨勒诺医学校,它以培养医生著名,被称为"希波克拉底之国"。12世纪以后出现大批医学类大学,著名的有意大利的博洛尼亚(Bologna)大学和法国的蒙彼利埃(Montpellier)大学。前者以盖伦的理论为经典,发展了解剖学,还最早招收女性,后者则编写了著名的《外科学》。

四、生物医学的建立与发展

(一)文艺复兴与医学改革

14世纪初,欧洲封建制度开始崩解,新兴资产阶级宣扬希腊罗马文化复兴和个性复活,尤其表现在对人体和艺术特点的重新重视方面,从此欧洲国家进入一个富于活力的崭新时代。文艺复兴最先在意大利各城市兴起,之后席卷全欧洲,带来科学与艺术的革命,医学也在新思潮中出现变革。

1. 医学的革命 文艺复兴时期最有代表性的医学人物是巴拉塞尔萨斯(P. Paracelsus,1493—1541年),他强调理论与实际相结合,批判陈腐教条的经院医学,提倡使用化学药物,将铅、硫、铁、砷、硫酸铜作为药物使用,推广使用汞剂治疗梅毒。法国著名外科医生巴累(A. Pare,1517—1592 年)著有《创伤治疗》,改革了过去铁器烧灼和热油冲洗治疗火器伤的方法,提倡使用结扎法止血,使传统外科发生重大变革。在传染病学上,1546 年出版的《论传染和传染病》,对传染病做出了很多合理解释。

2. 人体解剖学的建立 在文艺复兴时期,米开朗基罗(Michelangelo)、拉斐尔(Rophael)、达·芬奇(Leonardo Da Vinci)等艺术家注意到解剖学知识的重要性。达·芬奇曾在解剖尸体的基础上,绘画人体解剖图,证明静脉的根源来自心脏,心脏内存在瓣膜。维萨里(A. Vesalius,1514—1564 年)是真正的人体解剖学的奠基人,也是现代医学科学的开创者,他在 1543 年出版《人体的构造》,纠正了盖伦解剖学上的 200 多处错误,奠定了西方医学发展的基础。

（二）生物医学体系建立

1. 生理学的独立发展 英国生理学家哈维(W. Harvey)发现了血液循环,发表著作《论动物心脏与血液运动的解剖学研究》,是 17 世纪西方医学最重要的成就。这一发现奠定了生理学的基础,从此生理学成为一门独立的学科。近代生理学之父的哈勒(A. von Haller,1708—1777 年)著有《生理学纲要》,推动了神经生理学的发展。

2. 医学学派的出现 由于物理学、化学和生物学的进步,使一些传统医学理论受到人们的怀疑,而一些新的医学理论应运而生,并形成了三大医学学派:①物理医学派,或称自然科学派,这一学派主张用物理学原理解释一切生命现象和病理现象,代表人物是法国哲学、数学家笛卡尔(RenéDescartes);②化学学派,这一学派把生命完全解释为化学变化,创始人是化学家海尔蒙特(B. Helmont);③活力论学派,这一学派认为生物体各种现象不受物理和化学因素所管辖,而是由感觉性灵魂支配,代表人物是德国化学家兼医学家斯塔尔(G. Stahl)。

3. 病理学的建立 意大利解剖学家莫干尼(G. B. Morgagni,1682—1771 年)发表了著作《论疾病的部位和原因》,成为病理解剖学的创始人。奥地利医生罗基坦斯基(Rokitansky,1804—1878 年)所著的《病理解剖学手册》,也是当时该领域的典范之作。

（三）临床医学的进步

17 世纪,重视临床医学的西登哈姆(T. sydenham,1624—1689 年)被誉为"近代西方临床医学之父"。17 世纪中叶到 18 世纪,荷兰莱顿大学开始实行临床教学,并在医院中设立教学床位。该校教授布尔哈夫(H. Boerhaave)强调观察,反对教条,坚持让医学生亲自进行病人的尸体解剖。18 世纪后半叶,奥恩布鲁格发明了叩诊法,到 19 世纪他的方法在临床被普遍应用。

（四）预防医学的兴起

英国医生林德(G. Lind)是英国卫生学的奠基人,发现了坚持吃鲜柑橘和柠檬汁可预防维生素 C 缺乏症。意大利帕维亚大学教授弗兰克(J. Frank)对系统保健计划进行了研究,提出了现代公共卫生的基本要素。英国医生贞纳(E. Jenner)发明了用接种牛痘来预防天花的有效方法,开启了预防医学和免疫学的新时代。

此外,温度计和显微镜的发明,作为自然科学发展的成果,有力地促进了医学发展。

五、19 世纪的西方医学

19 世纪,基础医学各科都已建立在以实验结果为根据的基础之上;临床医学开始与基础理论紧密结合,发现了许多新的诊断和治疗方法;药物的特异性治疗作用被揭示出来。此外,19 世纪的细胞理论、能量守恒和转化定律、进化论三大发现对医学的发展也产生了深远的影响。

（一）细胞学和细胞病理学

德国生物学家施莱登(M. Sehlieden)及施旺(T. Schwann)共同发展了现代生物学最重要

的概念之一"细胞理论"。1858 年德国病理学家微尔啸（R. Virchow）将疾病的原因归结为细胞形态和构造的改变，撰写了具有划时代意义的专著——《细胞病理学》。

（二）比较解剖学和胚胎学

法国科学家曲维尔（Cuvier）致力于研究脊椎动物与无脊椎动物之间的差别。英国的欧文（Owen）阐明异体同功是功能上的相似，异体同源是构造和发育上的相似，从此创立了比较解剖学。出生在爱沙尼亚的胚胎学家贝尔（Baer）用鸡胚做研究，得出胚层形成的概念，提出了"胚层学说"。德国胚胎学家雷马克（Remark）发现早期胚胎的三个胚层，即外胚层、中胚层和内胚层。德国动物学家鲁克斯（Roux）提出发育中的机体未来各部分形成主要由受精卵细胞的有丝分裂决定这一机制。

（三）生理学和实验生理学

19 世纪第一位伟大的实验生理学家是法国的马根济（F. Magendie），他发现从脊髓后根伸出的是感觉神经纤维，从脊髓前根伸出的是运动神经纤维。德国生理学家穆勒（Müller）最主要的发现是搞清了刺激与感觉之间的关系，后人称之为"特殊神经功能定律"。俄国生理学家巴甫洛夫（I. Pavlov）提出"条件反射"理论，还提出高级神经活动有两个信号系统的学说。

（四）生物化学和药理学

德国生物化学家霍佩·塞勒（Hoppe-Seyler，1825—1895 年）首创了生物化学学科，首先获得了纯卵磷脂和晶体状态的血红蛋白。19 世纪也是药理学发展的时期，1806 年德国人从鸦片中分离得到吗啡，1818 年法国人分离出奎宁（quininum）、吐根碱（emetinum）、咖啡因（caffeinum）等药物，随后其他科学家又分离出阿托品、秋水仙碱、可卡因、亚硝酸异戊酯、毛地黄及肾上腺素等。

（五）细菌学

法国微生物学家巴斯德（L. Pasteur）建立了疾病细菌学理论，创立了巴氏消毒法，还证实炭疽杆菌是引起炭疽病的唯一原因，并用狂犬病减毒活疫苗接种患者获得成功，被誉为"微生物学之父"。德国细菌学家科赫（R. Koch）发现了霍乱弧菌和结核分枝杆菌等病原体，还创立了细菌学三定律（科赫法则），被称为"细菌学之父"。

（六）麻醉法的发明

英国化学家戴维（H. Davy）最早发现一氧化二氮（笑气）具有麻醉作用。美国人朗格（C. Long）偶然发现乙醚也具有麻醉作用。英国人辛普森（J. Simpson）发现了第三种全身性麻醉药——氯仿。此后，可卡因等局部麻醉药也相继被发现。

（七）19 世纪医学的其他成就

匈牙利产科学教授塞麦尔维斯（I. Semmelweis）发明了漂白粉消毒法。英国外科医生李斯特（Lister）采用石炭酸清洗伤口。法国临床医学家雷奈克（Laennec）发明了听诊器。1896 年，意大利医生罗西（Rocei）设计出了第一台血压计。

此外，护理学的兴起开始于 19 世纪中叶，最著名的护士是英国人南丁格尔（Nightingale）。在南丁格尔的影响下，瑞士慈善家迪南（Dunant）于 1864 年在瑞士成立了国际红十字会。

六、20 世纪的西方医学

20 世纪以来，西方医学在多个领域有了突飞猛进的发展，从分子生物学发展到人类基因组计划，从发现维生素到运用激素，从抗体形成理论到进行器官移植，医学创造了一个又一个奇迹。现代医学诊断和治疗技术不断进步，临床各科都取得显著成就，医学研究从细胞水平向分子水平迈进。

（一）临床医学各科的发展

进入 20 世纪，医学的分科越来越细，越来越专门化，新出现了心脏病学、内分泌学、精神病学、神经病学、整形外科学、影像医学、胃肠病学、康复医学和老年医学等专科。在心脏病学方面，荷兰生理学家埃因托芬发明了能记录人类心脏电流运动的仪器，称为心动电流图仪，简称心电图。英国的刘易斯（Lewes）发展了心电图这项技术，成为临床心脏病学的奠基者。在心脏外科方面，20世纪50年代成功置换了人工合成的心瓣膜，随后又发明了心导管技术、心脏起搏器和心肺机。在血管外科方面，实现了血管断端吻合。在内分泌学方面，20世纪初发现肾上腺皮质能分泌多种激素。1937年美国化学家从肾上腺皮质分离出可的松。随后甲状腺素、甲状旁腺素和胰岛素等先后被发现。在精神病学方面，奥地利精神病学家弗洛伊德（Freud）创立了精神分析法。

（二）特种诊疗技术的发展

德国物理学家伦琴（W. Rontgen）于1895年发现X射线。法国和波兰物理学家居里夫妇于1898年发现镭，不久广泛应用于临床诊断。在输血和器官移植方面，1901年美籍奥地利人兰德斯坦纳（K. LandSteiner）发现血型，1933年异体角膜移植成功，1954年孪生兄弟间肾移植成功，1963年肝移植、肺移植成功，20世纪70年代以来还开展了心脏、脾脏甚至大脑移植的研究工作。

（三）生物化学研究取得突破

进入20世纪，生物化学研究取得显著进展。人类的三大代谢，即糖代谢、脂肪代谢和蛋白质代谢的生物化学机制逐步被明确，认识到糖、蛋白质、脂肪、矿物质等是人类生命活动的基本物质。同时也认识到维生素是维持人体健康、促进生长必不可少的"辅助因子"。

（四）分子生物学和遗传学的进展

20世纪初，奥地利遗传学家孟德尔（Mendel）在1865年提出的遗传学理论重新引起了学界重视，随后美国遗传学家摩尔根（T. Morgan）通过果蝇研究建立了遗传染色体学说。美国遗传学家穆勒（Muller）则提出基因是生命的基础，X射线可诱发基因突变的观点。1953年美国学者沃森（J. Watson）和英国学者克里克（F. Crick）发现了DNA分子双螺旋结构的三维模型，并提出了著名的"中心法则"。1955年科学家们提出了遗传密码的假设。20世纪60年代，科学家们又破译了遗传密码，并阐明了蛋白质的合成过程。在细胞遗传学方面，20世纪50年代确定了染色体数目及染色体畸变。另外，70年代发现了反转录酶和限制性内切酶的作用，体细胞遗传学和重组DNA技术应用于临床。80年代应用基因工程技术诊断、治疗和预防疾病。90年代人类基因组计划开始实施，DNA芯片应用于临床。

（五）免疫学的发展

免疫学开始成为系统的科学，是与19世纪后期微生物学的发展紧密相连的。20世纪20年代初，科学家们先后发现免疫血清在体内和试管中可以凝集细菌和溶解细菌，进而发展到对病原微生物的鉴定和传染病的诊断。40年代科学家们发现了自身免疫性疾病和免疫耐受现象。50年代科学家们发现胸腺与免疫有关，并阐明了免疫球蛋白的结构。60年代科学家们发现T淋巴细胞和B淋巴细胞，并证实T细胞和B细胞在产生抗体时的协同作用。70年代科学家们发现了淋巴因子，发明了制备单克隆抗体的方法，还发现了人类白细胞抗原（或称移植抗原）系统，为器官移植配型奠定了基础。迄今还发现了100多种细胞因子，这些因子在抗感染免疫、肿瘤免疫和自身免疫中均起着重要作用。

（六）20世纪医学的其他特点

在传染病方面，大部分烈性传染病，如天花、脊髓灰质炎等，已得到控制或消灭。有的传染病出现了许多亚型，如肝炎病毒除了甲型和乙型外，新增加了丙型、丁型和戊型等。流行性感冒病毒出现了许多变异株，给防治带来了困难。在肿瘤方面，目前已发现了众多种细胞癌基因和肿瘤抑制基因，明确了恶性肿瘤的发生是一个多步骤遗传损伤的结果。在治疗方面除了传统的手术切除、抗肿瘤药物治疗（化学疗法）和放射治疗外，还出现了肿瘤基因治疗、阻止肿瘤血供、诱导癌细胞分化或凋亡等手段。

1948年世界卫生组织（World Health Organization，WHO）成立，总部设在瑞士日内瓦，目前成员国共有150多个。WHO每年召开全体会员国大会一次，执行局会议两次，以共同商讨疾病防治及保障健康事宜。

20世纪70年代，医学模式从生物医学模式转变为生物-心理-社会医学模式。医学模式的转变，产生了一系列社会、伦理和法律问题。

第三节 中西医学结合

19世纪以后，西方医学大规模传入中国并迅速发展起来，对中国医学产生了极大的冲击。当时医学界出现了不同的态度和主张，形成了近代具有代表性的学术思潮和医学流派。

一、中西医学的碰撞

鸦片战争之后，西方医学大规模进入中国，并以开办医院、学校、出版书刊等形式迅速传播开来。随着西方科学技术及西方医学在我国的传播发展，在如何发展中医学的问题上先后出现了中西医汇通派和中医科学化思潮。

（一）中西医汇通

中西医汇通派指19世纪末开始，在中医学术领域出现的以唐宗海、朱沛文、恽铁樵、张锡纯等医家为代表的，希望以西医和科学来改良中医的学术流派。

中西医汇通不是孤立的事件，而是伴随着西学东渐及其影响下的"西医入华"而发生的。在明末清初第一次西学东渐时，西医开始在中国传播。西方传教士带来的西医图书已被翻译成中文，如邓玉函编译的《泰西人身说概》《人身图说》等，被称为"第一部传入中国的西方解剖生理书"。但由于当时在总体上，西医还不够强大，并未对中医学的理论体系和思维方式造成冲击。在清末民初第二次西学东渐时，西医不断在中国建立学校、医院和招收留学生，开始与中医争夺医疗市场。19世纪末以后，在现代科技的推动下，西医迅猛发展，在中国的影响越来越大。特别是20世纪中国的新文化运动以后，西医更是以科学的名义，开始冲击"不科学"的中医，甚至中医还被冠以"封建旧医"之名，随时面临被取消的厄运。由此，中医在我国独霸医疗市场数千年的主流地位，受到了强烈的冲击和空前的动摇。

中西医汇通试图通过"汇通"来达到以下目的：首先，用西医印证中医的学术价值，进而维护中医学术体系存在的合理性；其次，比较出中西医各自的优势特点；再者，通过中西药的联合使用，期望能够提高临床疗效；最后，希望探索出一条中国医学的未来发展道路。

（二）中医科学化

五四运动倡导科学与民主，为国人树立起科学的信仰，中医界的中医科学化思潮也应运而生，认为只有科学才能解决中医学的前途命运。这时期的主要代表人物有丁福保、陆渊雷、谭次仲等。丁福保认为中医必须科学化，才能保存和发展中医，否则便没有出路。他在上海发起成立"中西医学研究会"，出版《中西医学报》，创办《国药新声》刊物，创设"医学书局"，推动了中西医汇通和科学化进程。陆渊雷激烈倡导中医科学化，他与徐衡之、章次公等人创办上海国医学校，创刊《中医新生命》，著有《伤寒论今释》《金匮要略今释》。谭次仲认为一国不能有二医，力主医学统一，统一的过程中医必须科学化。他认为中医之用在于中药，但传统中药理论玄谬无稽，所以"必取其有效之药物，加以科学实验以证明其真理，确定

笔记栏

其效途"。这种"废医存药"论遭到当时中医界的声讨,使得中医科学化运动处于尴尬境地。

近代中西医汇通派和中医科学化的努力是值得肯定的,他们的愿望是良好的,但并没有从根本上解决中医发展问题。汇通派的努力客观上维护了中医学,但并没有认识到中西医差异的深刻原因,所以无力完成汇通目标。中医科学化思潮是时代的呼声,但是将中医理论称为"玄理",提出废除中医病名、按西医体系整理中医等,很大程度上是中医向"科学"的妥协,不能解决中医发展问题。限于时代性和思维方式局限,中西医汇通派和中医科学化都没有完成发展中医的任务,但却为中西医结合奠定了思想基础。

二、中西医学的结合

1950 年,在第一届全国卫生大会上,毛泽东提出"团结中西医"的卫生工作方针;1954年,毛泽东为筹建中医研究机构时指示:"派好的西医学习中医,共同参加研究工作。"根据指示,卫生部于 1955 年 12 月组织开办了首届"西医离职学习中医班"。毛泽东又于 1956 年提出:"把中医中药的知识和西医西药的知识结合起来,创造我国统一的新医学、新药学"。1959 年,"中西医结合"一词正式见于《人民日报》。中西医结合医学新学科的设置是新中国开创中西医结合医学的历史性突破。20 世纪 50 年代中期至 80 年代初,是中西医结合学科的创建时期。1978 年我国恢复研究生招生制度,国务院学位委员会设置了中医和中西医结合的研究生教育制度,开始招收中医及中西医结合研究生。1983 年,又把"中西医结合"设置为一级学科,下设中西医结合基础、中西医结合临床两个二级学科。1980 年,卫生部制定了"中医、西医、中西医结合三支力量都要发展,长期并存"的方针。2017 年《中华人民共和国中医药法》施行,从法律上保障了中医学和中西医结合事业的发展。

七十多年来,在中西医界以及其他学科的共同努力下,中西医结合取得了诸多成果,中西医结合治疗常见病、多发病以及疑难病症已经成为中西医乃至社会各界的普遍共识。一大批著名的中西医结合专家在卫生事业中发挥着越来越大的作用。总结中西医结合七十多年以来的历史尝试,可做如下简要概括:

(一)培养模式的中西结合

中华人民共和国成立后,伴随着中医政策的指导,中医高等教育逐渐走出了传统中医师承教育的模式,进入了现代科学教育的殿堂。除了 20 世纪 50 年代一批"西学中"的名中西医结合专家之外,现代高等中医教育条件下培养的中医,已经完全成为一种特定历史条件下的"中西医结合"医生。在同一培养目标和培养模式下,其知识结构具备了中医和西医两种医学元素,其临床技能也同时具备了中西医必备的基本要求,并具有从事现代科学实验研究的初步能力,其基本特点是在临床上"辨证与辨病相结合"、中医诊疗手段与西医诊疗技术同时运用。在教学过程,不仅中医学的理念对学习者产生着引导作用,西医学的理念也同时在教学过程中启发着学习者。这一现象的出现,一方面反映了我国目前中医临床实践的客观需要,另一方面也是中医教育界致力于中西医结合的自然结果。

(二)中西医结合研究取得新突破

1956 年,全国各地普遍开办西医离职学习中医班,培养了一大批热爱中医,掌握中、西医两套本领的医生,成为中西医结合事业的骨干。中国科学院院士、国医大师陈可冀,中国工程院院士、国医大师吴咸中等,都是我国中西医结合医学家的杰出代表。近年来,中医药理论研究应用自然科学研究方法,通过实验研究取得了一系列新突破,如"三药三方"治疗新型冠状病毒感染疗效获得肯定;中药配方颗粒国家标准体系初步建立;"情志致病"理论的生物医学基础研究取得新进展;穴位敏化现象的物质基础和机制被部分揭示;通过针刺实践发现了治疗哮喘的新靶标等等。

（三）关于中西医结合的思考

半个多世纪的实践经验证明，"中西医结合"方针是指导我国卫生工作健康发展的正确方针，"中西医结合"道路符合医学科学发展规律，是我国有特色和创新性的医学发展道路。目前我国中西医优势互补，协调发展，互相取长补短，大大提升了医疗服务能力，提高了很多疾病的诊疗效果，尤其在防治慢性病、疑难病方面取得了举世瞩目的成绩。建立在"中西医结合"工作方针的基础上，1996年国家正式实施"中药现代化"战略，目的是将传统中药优势特色与现代科学技术相结合，用科学方法诠释、继承和发扬传统中药理论与实践，二十多年时间内支持了大批中药新药研发工作，不少药物已投入临床使用，大大提升了中药标准化和产业化进程。中西医结合科研工作及时而充分引用现代科学技术方法，敢于突破、勇于创新。近年来，中医药研究遵循转化医学理念，采用多学科交叉的技术方法和科学规范，研究日益深入化、定量化和系统化，从模糊到精准，从整体观到细胞、分子、基因，新型药物不但疗效确切，而且安全可控，机制更加明晰。古老的方剂借助现代科技手段，焕发出了新的生机与活力，其组方机制得到科学阐释，药效物质基础更加明确，治疗靶标更为精准。

中西医结合的成就是值得肯定的，但目前的"中西医结合"还只是通向未来"新医学、新药学"的一个过渡期医学形态，关于结合的方式方法一直在探索中。目前中药研究大多是按照化学药物和西方植物药的新药研发模式进行，越来越强调微观，强调单一化学成分的作用，而忽略了中药复方对机体多靶点调控作用，对中医理论的应用不足，缺少整体综合性把握。所以，中西医结合研究要体现中医理论指导，要以临床价值为导向，充分发挥"人用经验"优势，构建完善的"临床经验—基础研究—临床应用"的疗效评价体系，让中药复方安全、有效、治疗可控、机制明晰。只有让中西医两种医学相互竞争、相互促进和补充，通过开放性整合创造出新的医学形态，才能更好地服务于人类健康和社会发展。

学习小结

1. 学习内容

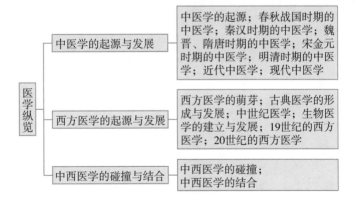

2. 学习方法 通过课堂学习，运用对比的方法，参与讨论中西医学的不同发展脉络及其影响因素，从而了解影响中西方医学不同发展走向的地域环境、社会、文化、哲学等因素，认识中西方医学之间差异产生的原因，从历史维度去理解中西方医学之间的差异、冲突和交融，结合现代医学的发展趋势，思考医学的目的、意义及中西方医学的发展方向。

ER-2-2

扫一扫，
测一测

（刘雅芳 姚凝）

复习思考题

1. 简述秦汉时期中医学的特点。
2. 试述魏晋隋唐时期本草学与方书的发展。
3. 试述西方古典医学的主要贡献。
4. 谈谈你对中西医结合的认识和思考。

第三章

中 医 教 育

笔记栏

第三章
中医教育
PPT 课件

学习目标

1. 熟悉现代医学教育的结构、模式、特点和方法,

2. 了解中医教育发展史,中医教育发展阶段和特点,传统中医师承教育的形式、特点和对当代中医教育的启示;

3. 掌握中医学专业标准、中医人才培养总目标、培养要求和主要环节,了解中医人才评价的主要内容。

古代中医教育,历经几千年的发展,逐步形成了自身独特的内在规律,师承教育逐渐成为其主流方式,对中医的传承和发展发挥了举足轻重的作用,但随着时代的发展,也日渐显现出不足。

当代医学教育,形成了比较完善的结构体系和比较规范的医学模式,保证了中医教育的规范性和规模化,但中医人才培养要遵循其内在规律,将师承教育与高等中医教育有机融合。

教育部、国家中医药管理局印发的《本科医学教育标准——中医学专业(暂行)》中,提出要注重中医思维和临床能力的培养,汲取师承教育的核心要素,保证中医人才的培养质量,成为各中医药院校中医人才培养的重要依据。

第一节 医 学 教 育

一、医学教育的结构与模式

(一)医学教育的结构

1. 管理体制结构　中国医学院校按照管理体系分为部属院校、省属院校、市属院校及民办院校四类。部属院校主要直属教育部,全国共有各类院校76所,中华人民共和国国家卫生健康委员会直属的目前只有北京协和医学院。其余多为省、市属院校,亦称地方院校。民办高校一般指全国民办普通高等学校,也是我国医学教育发展进程中的一支重要力量。

2. 层次结构

(1)高等专科医学教育与高等医学职业技术教育:高等专科医学教育主要培养面向基层医院的高级卫生技术人才,招生对象为高中毕业生或具有同等学力者。学制一般为3年,学生按教学计划完成全部课程和毕业实习,成绩合格,准予毕业。高等医学职业技术教育是一种岗位针对性很强的专门技术教育,更加强调毕业学生的实践能力。

（2）高等本科医学教育：高等本科医学教育以培养高级医学人才为目标，招生对象为高中毕业生或同等学力者。我国高等本科医学教育以5年制为主，学生按教学计划完成全部课程和毕业实习，成绩合格，准予毕业。凡符合《中华人民共和国学位条例》规定者，同时授予学士学位。我国于1988年开始在全国部分医学院校举办7年制本硕融通医学教育，毕业授予医学硕士学位。2004年起，教育部批准北京大学医学部、湖南大学湘雅医学院等8所院校试行开展8年制本硕博融通医学教育，毕业授予医学博士学位。2012年起，教育部、卫生部颁发文件明确全国临床医学教育改革重点之一是"构建'5+3'为主体的临床医学人才培养体系"，即5年医学本科教育加3年临床医学硕士专业学位教育结合的住院医师规范化培训。

（3）研究生教育：研究生教育是以培养高级专门人才为目标，继大学本科教育之后的高层次教育。我国的研究生培养分为硕士和博士两个层次。医学硕士研究生招生对象是高等医学院校或其他高等学校有关专业本科毕业生或具有同等学力者，学习年限一般为3~6年。医学博士研究生招生对象是已获得硕士学位或具有同等学力者，学习年限一般为4~8年，不同学校、不同专业要求不同。硕士、博士学位分为"医学学术学位"和"医学专业学位"两种类型。"学术学位"要求侧重于科研创新能力培养，以培养从事基础理论或应用基础理论研究的人才为培养目标；"专业学位"要求侧重于临床实践创新能力培养，以培养高层次临床专门人才为培养目标。

3. 专业结构　医学教育专业结构是以医学学科的分类或社会卫生服务的分工为依据所组成的门类结构体系。现行本科高等医学教育专业结构包括基础医学类、临床医学类、口腔医学类、公共卫生与预防医学类、中医学类、中西医结合类、药学类、中药学类、法医学类、医学技术类、护理学类等。其中基础医学类包括基础医学；临床医学类包括临床医学；口腔医学类包括口腔医学；公共卫生与预防医学类包括预防医学、食品卫生与营养学（注：授予理学学士学位）；中医学类包括中医学、针灸推拿学、藏医学、蒙医学、维医学、壮医学、哈医学、傣医学、回医学、中医康复学、中医养生学、中医儿科学、中医骨伤科学；中西医结合类包括中西医临床医学；药学类包括药学（注：授予理学学士学位）、药物制剂（注：授予理学学士学位）；中药学类包括中药学（注：授予理学学士学位）、中药资源与开发（注：授予理学学士学位）；法医学类包括法医学；医学技术类包括医学检验技术（注：授予理学学士学位）、医学实验技术（注：授予理学学士学位）、医学影像技术（注：授予理学学士学位）、眼视光学（注：授予理学学士学位）、康复治疗学（注：授予理学学士学位）、口腔医学技术（注：授予理学学士学位）、卫生检验与检疫（注：授予理学学士学位）；护理学类包括护理学（注：授予理学学士学位）。

根据国务院学位委员会、教育部近日印发的《研究生教育学科专业目录（2022年）》和《研究生教育学科专业目录管理办法》（自2023年起实施），医学研究生专业包括基础医学、临床医学、口腔医学、公共卫生与预防医学、中医学、中西医结合、药学、中药学、特种医学、护理学、法医学、公共卫生、护理等17个一级学科和专业学位类别，在一级学科内又进行了分化。如中医学主要包括中医基础理论、中医临床基础、中医医史文献、方剂学、中医诊断学、中医内科学、中医外科学、中医骨伤科学、中医妇科学、中医儿科学、中医五官科学、针灸推拿学等；中西医结合分为中西医结合基础、中西医结合临床；药学（可授医学、理学学位）主要为药理学等；基础医学（可授医学、理学学位）主要包括人体解剖与组织胚胎学、免疫学、人体生理学、病理生理学、放射医学等；临床医学主要包括内科学、儿科学、老年医学、神经病学、精神病与精神卫生学、影像医学与核医学、临床检验诊断学、护理学、外科学、妇产科学、眼科学、耳鼻咽喉科学、肿瘤学、康复医学与理疗学、运动医学、麻醉学等；口腔医学分为口腔基础医学、牙周病学等;公共卫生与预防医学(可授医学、理学学位)主要包括流行病与卫生统计学、营养与食品卫生学、卫生毒理学等。

4. 类型结构　类型结构根据教育对象不同、教学时间不同,以及办学形式和教学方法不同,又可以做进一步的划分。

(1) 教育对象不同:可以把医学教育的结构分为职业前教育和成人教育两类。职业前教育是建立在普通教育基础上的医学教育,包括初等医学教育、中等医学教育、高等医学教育等。从终生教育的角度看,正规的医学教育由 3 个性质不同而又相互连接的教育阶段组成,即院校教育、毕业后医学教育、继续医学教育,被称为"医学教育连续统一体",这一概念已被世界大多数国家所接受。

目前,成人教育还没有一个简单的定义,一般可以认为成人教育是对职业后受教育者现有教育程度的充实。医学成人教育是医学教育的重要组成部分,根据我国目前医学成人教育的发展情况,大体可分为 5 类,即继续医学教育、住院医师规范化培训、医学岗位培训、乡村医生教育和补课教育。

(2) 教学时间不同:大致可分为全日制教育和业余教育两大类。全日制教育是指除节假日和寒暑假外,全日进行教育。医学教育系统属于此类结构的有高、中等医药学院校,初级卫生员训练班,以及各种卫生技术人员和卫生管理干部、医学院校教师培训班(进修班)等全脱产学习的专业班。部分职工大学也是全日制教育。

业余教育是主要利用业余时间所举办的各种教育。目前我国属于这一类型的医学教育结构有成人教育、职工大学和职工中专、函授大学、广播电视学校等。

(3) 办学形式和教学方法不同:医学教育可分为函授教育、临床进修教育、各种专题讲习班和中医学徒教育等。其中,除中医学徒教育外,均属于成人教育,但形式与方法各异。

(二) 医学教育的模式

现代医学教育的奠基人是美国医学教育家 Abraham Flexner。1909 年,Flexner 受美国卡耐基基金会委托,对北美 155 所医学院校进行现场调查,发表了著名的《美国和加拿大的医学教育:致卡内基基金会关于教育改革的报告》。报告使美国的医学教育发生了革命性的变革。各州按照报告提出的医学教育标准对 155 所院校进行院校认证,之后关闭了约一半不合格的医学院校,开启了美国的医学教育从带徒培训向以大学为基础的现代医学教育模式的转变。这项报告提出的医学教育模式为:医学是基于大学的教育,包括 2 年的科学基础教育和 2 年的临床实习教育,这奠定了百年以来北美医学教育的基本模式。Flexner 的报告对世界医学教育的促进作用无疑是巨大的,是现代医学教育的里程碑,但也存在着其自身难以克服的不足:一是促进了医学院向学术型的转化,也导致基础医学同临床实践分离,而向着纯科学化方向偏离;二是注重以实验研究的手段来探讨人们的健康与疾病问题,缺乏整体医学观念,造成了医学与公共卫生学的分裂;三是对实验医学的过分重视而忽视了人文科学的作用,医学的人文属性依然是当前医学发展的重要方向。

从世界范围来看,医学教育模式可分为北美模式和欧亚模式。北美的研究生式教育模式,医学院招收具有学士学位的理工科(4 年制)毕业生,再读 4 年医学课程,考试合格者授予博士学位;另一类是欧亚的本科式教育模式,医学院校招收高中毕业生,读 5~6 年的医学课程,考试合格者授予医学学士学位。不论哪种模式,所有国外医学生的学程都不包括毕业后医生训练。

我国医学教育一直沿用"以学科为中心"的三段式教学模式,即按照公共基础教育、基础医学教育和临床医学教育三个阶段来培养医学生。院校医学教育的学制和培养模式主要有五年制临床本科、八年制本硕博一贯制、三年制临床型或科研型硕士、三年科研型博士等。

2015 年起,我国开始实行以"5+3"（5 年临床医学本科教育+3 年住院医师规范化培训或 3 年临床医学硕士专业学位研究生教育）为主体、以"3+2"（3 年临床医学专科教育+2 年助理全科医生培训）为补充的临床医学人才培养体系。

二、医学教育的特点与方法

（一）医学教育的特点

医学教育既具备高等教育的一般特点,还具有特殊性,具备自身的教育特点,主要包括以下几个方面：

1. 社会性 医学的研究、服务对象是人,而人是世界上最复杂的生物体。再者,医学关乎人的生命和健康,是专业性很强的实践性科学,具有投入大、培养周期长的特点。所以,医学是非常特殊的职业,医学教育具有特殊性,是极其复杂的教育。人生活在社会中,社会政治、经济、文化、技术等因素又是发展的,那么医学教育要随着社会的需要而发展。

2. 互动性 教师的教学活动起主导作用,日常教学以学生的主动学习为基础。医学教育实践性强,通过加强实践教学这块"短板",强化实践教学环节,切实落实早临床、多临床、反复临床的教学要求,提高医学生临床实践能力。

3. 综合性 教学主要包括学生、教学目的、课程、方法、环境、反馈、教师等要素。在实际教学活动过程中,要正确运用教学诸要素的合力规律和教学最优化原则,力求在各要素之间建立最佳联系,产生最大合力,收到最佳的教学效果。

4. 终身性 按照世界医学教育联合会的分析,医学教育是培养医学人才的三阶段连续统一体的终身教育过程,即在校基本医学教育—毕业后住院医师教育—继续医学教育的医学教育连续统一体。医学院校要在办好院校教育,不断提高人才培养质量的基础上,充分发挥学科和人才优势,加强各类医师培训和卫生人才培训基地的建设,积极承担住院医师培训任务,开展医学继续教育,努力形成医学院校教育、毕业后住院医师教育、继续医学教育分工明确、相互沟通、彼此衔接的现代化医学教育体系。

5. 交叉性 2020 年《国务院办公厅关于加快医学教育创新发展的指导意见》指出,要"以新医科统领医学教育创新"。新医科旨在探索全球工业革命 4.0 和生命科学革命 3.0 背景下的医学教育模式,实现医学从"生物医学科学为主要支撑的医学模式"向以"医文、医工、医理、医 X 交叉学科为支撑的医学模式"的转变。

6. 育人性 医学是维护人类健康的事业,医务工作者责任重大、使命光荣。思想政治教育和医学职业素养教育贯穿医学教育的全过程,教育引导学生敬畏生命、尊重病患,培养其高尚人格和职业品质,筑牢全心全意为人民服务的意识。

（二）医学教育的方法

医学院校积极开展以学生为中心、以自主学习为内容的教学方法改革,更加注重科学思维和学习能力的培养,在传统讲授教学方法的基础上,开始广泛采用案例式、参与式、启发式、研讨式等教学方法,以问题为基础的教学方法和标准化病人被更多的引入到医学教育中。

1. 以问题为基础的教学方法 以问题为基础的学习模式（problem-based learning, PBL）,是由美国神经病学教授巴罗斯于 1969 年在加拿大麦克马斯特大学首先创立并试行的一种新的教学模式。该模式通过问题的提出、讨论和解决,变被动学习为主动学习,采用学生自学、导师指导小组学习,培养学生独立自主地发现、分析和解决问题的能力,同时也能培养学生终身学习、人际沟通、团队协作和批判性思维。经过多年的实践,该教学模式被认为是一种培养学习者自主学习知识和提高临床思维技能的非常有效的方法。

2. 标准化病人教学方法　标准化病人（standardized patient,SP），又称模拟病人或病人指导者，是指从事非医技工作的健康人或轻症患者，经过培训后，能准确表现患者临床症状、体征和/或病史而接受临床检查者，能真实再现各种临床环境，使教学双方产生身临其境的感受。SP引入教学中，可增强医学生的学习效果，有效提高学生临床分析问题和解决问题能力，提高临床教学质量和人才培养质量。

3. 案例式教学方法　案例式教学法是在医学教育中比较常用的教学方法。教师根据教学大纲和教学内容的要求，选取典型案例作为教学内容，将学生直接引入具体的医学实践案例中，通过师生间多方位互动研讨，引导学生积极思考，最后共同解决相关学习问题的一种教学方法。案例式教学法具有非常适用于医学教育的特点，能有效解决课堂理论与临床实际脱节的问题，克服传统教学模式下学生理论知识扎实而动手能力不足的缺陷，可有效培养学生的临床思维和综合能力。但是，案例的选择是成功实施教学方法的前提和质量保证，案例要求源自临床实际，涵盖知识面广，具有较强的代表性和延展性，能将相关医学知识和技能有机联系起来。

4. 参与式教学方法　参与式教学方法以学生为中心，应用多种教学手段，鼓励学生积极参与教学过程，有效加强教师与学生、学生与学生之间的信息交流和反馈，有助于激发学生学习的主动性和创造性，提高学习效果。基本教学方式为：学生备课、授课和示教，学生点评，教师提问，学生和教师共同总结。学生由传统课堂上的被动接受者和旁观者变成了主动学习者和讲授者，教师则是整个学习过程中的管理者和引导者。

此外，在教学模式领域，医学教育中出现了以培养社区需求的卫生人才为目标，强调学生自主学习、早期接触社区卫生实践的以社区为基础的教学模式，按照各类疾病从症状观察—器官系统的结构功能—生命过程各时期生理变化-疾病的发生、发展与转归-临床实习-与病人的交际-伦理观念的疾病教学螺旋模式，以及把多媒体、网络与其他教学手段结合起来的多媒体、网络辅助教学模式等，这些配合医学教育的方法，极大地丰富了医学教育。

第二节　中医教育

一、中医教育的发展与演变

（一）中医教育的肇始——秦汉时期

早在远古时期，医学教育就出现了萌芽，人类对疾病的认识促使治疗方法在一定程度和范围内得到扩散和传承，但因文字等媒介的缺乏，主要方式仅为口耳相传，医学教育也局限为简单医疗经验的传授。

直至秦汉时期，随着中医四大经典《黄帝内经》《难经》《伤寒杂病论》《神农本草经》的一一问世，标志着中医理论体系的形成，不仅发展了中医理论，也丰富了中医教育的内容。此时，文字也成为中医教育的良好媒介。

先秦时期开医学教育之先河，这时的中医教育以师带徒（师承、家传）为主要方式，《黄帝内经》中以黄帝和岐伯等臣子的问答形式体现医学的道理，《素问·上古天真论》中记载有"上古圣人之教下也"的文字，《灵枢·师传》《灵枢·口问》等篇题，都是这一时期中医教育师徒相授主要方式的重要印证。相传雷公师从黄帝，黄帝师从岐伯，扁鹊师从长桑君。这一时期医学培养模式虽然单一，但医学教育的目的已经非常明确。《素问·金匮真言论》云："非其人勿教，非其真勿授，是谓得道。"春秋战国到秦汉时期，社会科学技术的发展带动了中

笔记栏

医学的发展,使得医学从巫术走出来,成为专门的医学体系,医学内容不断丰富和发展,也为医学的师承教育模式日趋完善初步奠定了基础。

(二)中医教育的发展——南北朝时期

秦汉到魏晋时期,是封建教育制度逐步发展的时期,由于政治的影响,社会经历了焚书坑儒到独尊儒术的历史变革,汉代的教育理念以尊儒为主,"训诂句读,皆由口授",习经必须求师。在魏晋时期,临床医学得到迅速发展,各科临证经验进一步充实,诊断水平明显提高,治法丰富多彩,诊治均有新的创造和发现。此时,由于分科教育的兴起,医学教育也逐渐引起了包括统治阶级在内的人们的重视。在此以前,政府选用太医,多由民间选送。在汉代即采取选举制,从民间选取良医为统治阶级服务。官学医学教育已初露端倪。《唐六典》载:"晋代以上手医子弟代习者,令助教部教之。"说明早在晋代已有医官教习之设,这是我国官学医学教育事业的开端。刘宋元嘉二十年,太医令秦承祖奏置医学,以广教授,开由政府设置医学教育之先河。北魏宣武帝时发布了一项加强医师考核和普及医学的诏令,旨在推行医学教育,强调对社会广泛实施医学教育。

(三)中医教育的兴盛——唐朝、宋朝、明朝

隋唐时期特别是唐朝,是中国封建社会的鼎盛时期,医药学术和疾病防治的研究也绚丽纷呈,医药学思维活跃,内外交流频繁,出现空前昌盛的局面。唐朝的医学教育,尽管家传和师授仍为培训医生的主要方式,就教育制度来说,从中央到地方已形成了较为完整的医学教育体系。其中医学直属于中书省辖下的太医署,而不归国子监管辖,属于专科学校性质。

唐朝医学分为五门:医学(是唐朝太医署教学的重点,主要培养医师)、针学(主要培养针师,到唐朝才独立设科)、按摩科(主要培养按摩生)、咒禁科(主要培养咒禁生,学习用宗教仪式和符咒治病,有时也加上一些民间的疗法)、药科(主要培养药园生)。教学内容和课程设置也十分健全,太医署的学生入学后,首先必须学习共同基础课,然后分别学习临证各科。共同基础课的主要课程和内容有《黄帝内经·素问》《神农本草经》《针灸甲乙经》和《脉经》等。教学方法很注意理论与临床实际相联系。各科学生除理论学习外,还有临床实习。太医署的考核制度更加严格。从招生开始到最终毕业,具有严格的考核制度,如考试成绩突出,医术已经超过现任医官者,可以提前毕业。反之,学习成绩很差,九年之内不合格者,则令其退学。太医署不仅是一个医学教育机构,而且也是医疗、研究和行政机构,这种把医、教、研结合起来的组织形式,对提高教学质量、促进医学教育和医学科学的发展都是很有益的。

唐朝中外医药学交流十分广泛,隋唐时与我国有过交往的地区和国家就有90多个。在交流过程中,我国医药学吸取了不少外国医药学的先进经验。例如《外台秘要》中眼病部分,在中国五行脏腑学说的基础上,吸取了印度的地水火风学说。

宋朝的医学在中国医学发展史上是一个重要阶段。官办医学教育的举办,始于仁宗庆历年间。自创设伊始,太医局就定位为高级的医学教育机构,并正式从执掌典礼的太常寺中分离出来。在中国医学教育史上,医学校第一次纳入了国家官学系统之中,医学校社会地位的提高,有利于促进中医理论和医技的发展与提高。

太医局对学生的医学基础有一定要求。到嘉祐五年制定太医局制度时,开始明确入学资格并设立严格的入学考试,各科考试中还要考各自专科内容。除中央医学教育机构外,此时期地方医学教育也逐渐兴起。庆历兴学为宋朝重视教育之始,医学教育在其推动下,出现了第一次高潮,中央及地方医学已初具规模,为医学校的进一步发展、医学教育的逐步完善,奠定了良好的基础。

从唐末至宋,在专业设置上,开始出现了两级学科的划分方法。在课程设置和教学内容

方面,当时专业基础课和专业课已有较明确的划分。在课程结构上,不仅有理论课,还有实习课。有严格的日常考核制度和考试制度。此外,设立校正医书局,由儒臣和医家系统地整理点校了一批医学典籍,并利用印刷术颁行天下,为医学的普及提供了必要的基础,更是在医学繁荣之前不可缺少的对现有知识的系统整理,成为孕育金元四大家的沃土厚壤,其意义颇为深远。

明朝医学教育体系基本沿袭宋元时期,最高医学机构设为太医院,有完善的教学方法和考试制度。如每三年一大考,分为口试和笔试,考试成绩一等为医士,二等为医生,不及格可补考。明朝对地方医学教育较为重视,中央政府规定府、州、县均设医学,主管地方各级医药行政和医学教育。地方医学教育的普遍设立在一定程度上促进了中医教育的发展,也造就了不少大医世家。

(四)中医教育的转折——清朝、北洋政府时期、中华民国时期

鸦片战争前清朝的医学教育大体上承袭宋、明以来的制度,清朝的医学教育有中央设办的,也有地方设办的。中央的医学教育属太医院管辖,属于专科学校性质,清政府不太重视这类学校。在太医院中设有教习厅,学生学习的内容主要是《黄帝内经》《伤寒论》《金匮要略》和《本草纲目》等著作,以及与专科有关的书籍。由原来的三年制改为五年制教学,但是清朝末期的医学教育,无论是中医或西医,由于缺乏办学经验,医学馆学部无法制定各门科目、教学规程等内容,故将学堂学生全部送往日本进行研修,清政府的官办中医教育至此暂停。清朝的医学教育已不复历代的兴盛。

1913年,北洋政府的"教育系统漏列中医案",首次引发了中医药界人士的强烈抗议与反对。其中,《神州医药总会请愿书》是中医界争取教育立案的代表,此次行动虽未能将中医教育列入教育系统,但其迫使北洋政府公开承认并肯定了中医药的重要地位,允许自谋组建民间中医学校,促成了上海和广东中医药专门学校在内务部成功立案。

由此,民间中医学校的兴起,地方中医教育和学校教育的形成,是北洋政府时期中医教育的显著特点,成为中华民国时期乃至现代中医学校教育的雏形,特别在教材和课程设置方面,为后期中医教育进行理论和实践研究提供了丰富的素材。

1929年,中华民国政府在第一次全国卫生会议上,通过了"废止中医案",欲将中医教育取缔,给民国时期的中医办学添设重重障碍,引发了中医药界的自救行动:一方面,同心协力兴办教育;另一方面,深入地进行以教材和课程设置为代表的医学教育理论与实践探索,从而激发了民间办学的积极参与。

民间中医学校具有思想开放、观念较新、教学方法先进等特点,并出现了当时国内鲜见的中西医结合、中医函授教育模式。其中,最具代表性的是1915年创办的上海中医专门学校,以及1924年创办的广东中医药专门学校,其在学制、培养、毕业等方面进行相应要求,如规定了学制为五年,四年半用于课程研习、半年用于临床实习,经考试、带教医师鉴定合格后,方可毕业。浙江的中医教育则最具创新,出现了中西医结合、中医函授等专门教育学校。此外,山西、江苏亦有中医学校相继成立,且各具特点,成为中医院校教育的雏形。

1929年,全国医药团体联合会在上海发布《召集会议公函》,再次召开教材编辑委员会会议。此次会议,首先明确了教材编写的指导思想。其次,会议审定通过了五年全日制中医专门学校应开设的各门课程及教学时数,如生理、解剖、病理等各240学时,内科(含伤寒、杂病、温病)780学时等,各科合计教学时数为4 460学时。第三,对五年全日制中医学校各年度的教学安排进行审定,如第一学年十科,包括生理、解剖、国文等;第二学年十科,涵盖党义、军事、国文等;第三学年六科,有国文、外科、内科等;第四学年十科;第五学年八科。五年授课时间统计占7/10,临证实习占3/10。这一次会议,完全依靠民间社团组织力量召开,标

志着近代中医教育开始走向成熟,它对近代乃至现代的中医教育产生了极为深远的影响。

因近代"中西汇通"思想的出现,中医学校在课程设置和教学内容上多受其影响,形成了既保存我国医学精粹又参合新知的课程体系。各学校虽在开设课程、选取教材、讲述内容等方面存在差异,但具有一些共同的教学思想。首先,民间创办中医学校伊始,在课程设置与教学内容上,已开设了近代科学知识和部分西医课,注重适当进行中西医结合讲述。在近代中医学校发展过程中,各地方学校均设置了一定学时的西医课程。其次,突出主线和重点,以"中医为主,中西兼授",做到融会贯通。最后,大凡办学者,"重视基础"是在课程设置中考虑的首要方面,如第一年设置国文课,每周需写作文,普通课程又分设国文、历史、音韵等多门基础课。

近代中医教育模式,由清末时期官办中医教育和地方中医教育相结合,多种教育模式并存;到北洋政府时期,在"教育系统漏列中医案"这一事件推动下,转由地方兴办中医学校;再到民国时期,"废止中医案"的出现,激励了学校教育进一步发展并走向成熟,为当代中医教育发展奠定了坚实基础。

(五) 现代中医教育的产生与发展

1. 产生　新中国成立后,我国陆续建设了一批高等中医药院校。1956年建立了北京中医学院、成都中医学院、上海中医学院和广州中医学院,1958年建立了山东中医学院、天津中医学院、辽宁中医学院和长春中医学院等。中医教育由此以院校教育为主,开启了中医高等教育时代。在课程开设上,一直沿用"公共课→基础课→临床课(专业课)→毕业实习"的模式;在教学过程中,一直沿用"课堂教学→实验教学或课间见习→临床实习"的教学方式,对中医学人才实行规范化培养。

2. 发展

(1) 本科教育:本科教育是中医教育的主体。在现阶段高等院校的中医教育中,中医人才培养的主要方式为:①以临床型中医人才为培养目标的模式,其培养目标是要求学生系统掌握中医学的基础理论、基本知识和中医临床技能,同时具备一定的西医知识,能独立从事中医临床医疗工作;②以国家科研基地人才为培养目标的模式,主要是培养能在中医科研、教学等机构,从事基础科学研究和教学工作的中医学高级专门人才;③以培养中西医结合临床人才为目标的模式,其培养目标是要求学生具有较强的中西医结合临床医疗能力,以适应中西医结合事业发展的需要,具有从事中医和中西医结合临床医疗和科研工作的基本能力;④以传统师承教育为主要方式的模式,开设传统师承教育中医学试点班,培养具有良好中医思维和扎实中医功底的人才,善于运用中医理论解决临床问题;⑤传统师承教育的改良模式,即在传统师承教育模式的基础上,把英语改为选修课程,大幅度削减西医课程的教学时数,重点开设传统中医的经典课程,并实行导师制培养。

现行中医高等教育,实现了中医人才培养的系统性和规范性,但如何遵循中医人才成长规律,如何将师承教育有机融入,如何处理好传承与创新、思维与能力等方面的问题,还需进行不断地改革和深化。

(2) 研究生教育:研究生教育是中医本科教育的发展。我国中医研究生教育起步较晚,但随着院校研究生培养规模不断扩大,发展较快,从而暴露中医研究生教育存在的问题:①教师方面:作为研究生教育的主导者,导师能力直接影响研究生培养质量。而现有导师遴选标准较为单一,存在导师规模与学科发展不协调的情况。此外,目前主要实行的单导师制,由于单一导师的思维方式、知识结构、学术视野等有限,故不利于复合创新型中医药人才的培养。因此,双导师、导师组的推行成为一种必然的趋势,但双导师、导师组的顺利运行需要相应的政策支持和保障。②学生方面:三年的学习阶段除基础课程学习外,还需进行科研、临床工作,导致有些研究生很难平衡学业、科研、临床之间的关系,很难对某一课题进行深入研究,故难以产出创新性的研究成果。③教材和课程设置方面:研究生教材建设相对不足,研究生课程未能全部配备教材,课程设置未与本科实行贯通培养等。目前教育和行业主管部门开始推进规范化教材的建设工作。④人文教育方面:人文教育课程欠缺,没有突出中医学特殊的学科属性——自然科学和人文科学的双重属性。

研究生教育是本科教育的延伸与深化,应突出中医特色,传承与创新并重。传承是创新的基础,没有传承,创新便成为无源之水。中医研究生既要认真传承中医药的特色和优势,又要善于学习和利用现代科学技术,促进中医药理论与实践的发展,做到传承不泥古,在传承精华中实现创新发展。中医研究生教育要走精英教育之路,不应该等同于大学本科教育,必须做到少而精。

二、传统中医师承教育

在中国近代以前的各个领域中,师承都是一种重要的教育模式,尤其对中医文化的传承、发展和推动作用更为显著。师承传授也成为历史上中医学培养人才的固有做法,通过跟师临诊、口传心授,将基本理论、临床特色、独特技法传承给学生,学生在抄方侍诊中,通过亲身体会,了解老师的临诊思维、方药法度,并在此基础上多有发挥,成为中医学术源远流长的主要途径。

（一）基本形式

古代中医师承传授大致可分为家传、拜师和私淑三种主要形式:

1. 家传 家传是指家族内部传承的学习方式,常为名医后代的主要学医途径。由于中医学特殊的临床经验性和一定的利益性,历史上出现了许多医术、医方秘不外传,由家族历代相继的医学世家。如南北朝时期徐氏家族的"八世家传",上海青浦何氏医学世家迄今已传承30余代等,可见父子相承是师承教育的重要方式之一。这种世业其术的传承方式可以让孩子从小耳濡目染,以此培养对医学的兴趣及独特的诊疗思维方式,并能形成家族学术的自豪感,以此激励其子弟努力学习。明朝医家李时珍从小目睹其父行医,并努力学习,所著《濒湖脉学》《本草纲目》中皆可见其父之踪影。这种世代相传的世家祖述式传承方式,在中医界相当普遍,也得到了社会的认可。

2. 拜师 拜师是指老师和学生之间并无家族关系,而是通过拜师的方式明确师徒关系进行跟师学习的方式。拜师实现了师徒之间的双向选择,促进了不同地域、不同流派之间中医学术思想的交流融通。曾为舍长的扁鹊师从长桑君,扁鹊后又将医术传给其弟子子仪、子阳、子豹等人。吴普师从华佗,并将华佗医术传承下去,为后世留下《吴普本草》等著作。遍访名师成为许多中医大家的成功之道,正是有这种学习形式的存在,使学生得以不断创新和发展老师的理论,逐渐形成各具特色的学术流派,于是造就了中医流派纷呈、大家辈出、百家争鸣的局面,成为推动中医学术发展的主动力。

3. 私淑 没有得到某人的亲身教授,而又敬仰他的学问并尊之为师、受其影响的,称之为私淑,实际上是自学与师承相结合的方法。如金元时期攻邪派的代表人物张子和,因非常佩服寒凉派刘完素的医术而私淑之;名医罗知悌既是滋阴派代表人物朱丹溪的老师,又是寒凉派代表人物刘完素的再传弟子,同时罗知悌还私淑攻下派张子和、补土派李东垣的学说。

（二）特点

1. 注重经典,功底扎实 中医师承教育的表现形式虽然存在着差异,但却有着相似的教学步骤。一般来讲,弟子从一开始就必须熟记《汤头歌诀》《药性赋》等,使之能在应诊中逐渐融会贯通,进一步要求弟子认真学习《黄帝内经》《难经》《神农本草经》《伤寒论》《金匮要略》等中医经典著作,并不急于过细分科,初学者从背诵到开悟、从典籍到临证、从医理到实践,在学习内容的顺序、速度、深度和熟练程度上都已形成了一定的规范,尤其是经典的背诵、学习和领悟成为师承的核心内容。因此,经过初步师承传授的学生,通过对老师选择的学习内容的掌握,能够在有效时间内打下更加扎实深厚的中医功底,从而恰当地运用中医理法处理大多数的临证问题。

2. 兴趣为先,习在临证　传统师承教育非常重视激励学生的成才志向和学习兴趣,常以对医学的神圣性和精妙性的体悟和酷爱,引导激励习医者。古之成大家者,无一不是对中医有着浓厚的兴趣,学习的兴趣大多来自对中医疗效的认识或对疾病痛苦的深刻体会,在兴趣的指引下,对中医的学习才会主动,甚至痴迷于此,才能达到心领神会、融会贯通的境界。师承传授的一个主要特点就是学在临证,弟子能够很好地将所学的理论与典籍与实践结合起来,也就自然而然地对中医产生浓厚的兴趣。在传授中有大量的师生交流机会,通过侍诊、见习、临证,弟子能结合医道经典和相关医理逐步形成中医思维,从而使每次临诊成为讲经、说法、正误的综合传授过程。在长时间的相处和临证传授过程中,老师逐渐掌握每一个学生的特点,因材施教,扬长避短,指导其学习适宜的典籍,点拨其优势的诊治技巧,从而使不同的学生能够在中医的各个领域中学有所成。

3. 言传身教,教学相长　师承之利在于言传身教。中医在学术传承上有许多隐性知识,属可意会不可言传,只有长期与老师亲密接触,方能神识心悟,得以真传。老师在关键时刻一语中的的点拨,更能缩短中医成才周期。在师承教育中,师徒双方大多是自愿结合,双向选择,双方的主观能动性得到充分发挥,形成教学相长的良性互动氛围。弟子在随诊抄方中学到老师的思维方法、用药习惯和经验体会,而且在学习的过程中不断有了个人的心得体会,继而不断创新和发展老师的理论,逐渐形成各具特色的学术流派。于是造就了中医流派纷呈,大家辈出,百家争鸣的局面,推动中医学的发展。

4. 一脉相承,各有千秋　师承为学之本,师承在于传道。师承传授的主要特点就是师生之间的道术传承。其可包括三个方面的内容:道术传承、学技传承和传授方法传承。而其中除了道术传承可以在古代中医文献中搜索到一些脉络之外,另外两种传承没有太多的文字记载,大多是以口耳相授、言传身教的方式流传着。但其中最重要的就是道术的传承,也因此而形成了中医临证诊疗灵活多变的特点。师出同门的医家,处理临证问题的道术一脉相传,而理法却各有千秋。中医在成才上,往往是先承一人或一派之学术,通晓一家,后可兼通数家。

（三）对现代中医教育的启示

1. 符合中医人才培养自身规律　中医师承教育有着悠久的历史,是中医传统教育的重要形式,也是形成医学流派的重要因素。中医人才在成才上体现出:①早期培养,大器晚成的规律;②师承为本,博采众长的规律;③文化底蕴深厚,通晓人文的规律;④熟读经典,指导临床的规律;⑤长期临床,坚持不懈的规律。而良好的师承是其成才的重要条件,历史上绝大多数的名老中医在成名过程中大多有师承名师的经历。中医学是一门实践性很强的学科,以经验医学著称,没有广泛的临床经历以及名师指点很难体会到中医理论的深奥精妙。师承名师,学习老一辈中医学家独特的经验和诊疗技巧,通过朝夕临诊,耳濡目染,口授心传,个别指导,耳提面命,衣钵相传,弟子才可以逐步领会和较快掌握。

2. 满足中医学术发展客观需要　中医学是有着深厚文化底蕴的传统科学,是植根于中国传统文化而成的具有鲜明民族特色的、系统的医学科学体系。同时,学术流派众多,是我国中医学发展史上一种鲜明的文化现象。中医历代学术流派既互相争鸣,又互相渗透与取长补短,从而深化了对中医理论的认识,补充与完善了中医理论体系,提高了中医的学术水平和临床疗效,因而也促进了历代中医事业的发展。师承是学术流派产生的基础,中医学通过一脉相承,代代相传,不仅继承了先辈的丰富经验,而且逐渐形成了各具特色的学术流派。

中医理论体系具有明显的传统文化的直观色彩和经验论证的特点。作为一门应用性、实践性很强的科学,中医学具有高度的经验性、技巧性,许多经验和诊治技巧往往难以表述,常常要通过言传身教,结合长期的临床实践反复体验,方能掌握。师承教育自然承袭了传统思维模式,将临证始终贯穿于教学过程中,将理论与临床紧密结合;师承教育注重学生中医典籍的学习,学生的中医基础理论扎实;学生学习主动,目的明确,老师因材施教,教学相长,效果明显。因此,中医实践性决定了师承教育曾经一直是中医教育的重要形式。

3. 融合现代医学教育发展趋势　现代高等中医教育忽视存在了几千年的师承教育力量,对中医的继承存在脱节现象。中医学科和专业界限不清,不甚符合中医本身的学习认识规律;课程设置不尽合理,重专业轻基础,忽视了传统文化的作用,使学生人文底蕴薄弱;重理论轻实践,中医理论学习与临床实践脱节,造成学生知识结构单一,学术视野狭窄,缺乏良好的思维方式和创新能力。招生和就业模式以及学制设置缺乏灵活性,很难采用最适合中医自身规律的教育方法。借鉴西方教育模式较多,缺乏中医教育特色,致使学生的动手能力弱,中医临床思维欠缺。

随着医学模式的改变,现代高等医学教育也在发生着深刻的变革,体现在教育的终身化、知识的综合化和服务的社会化上,这也为中医师承教育提供了新的借鉴。终身教育是现代科技与现代文明发展的必然结果,也是个人为了维持和改善生活质量,以适应社会急剧变化和科学技术不断革新的需要。我国高等医学教育开始向终身教育方向发展,构建了在校教育、毕业后教育和继续医学教育三阶段完整统一的现代医学教育体系,而中医师承教育也必须融入这一体系中,发挥其应有的作用。

中医向来重视医德教育,强调"医乃仁术""人命至重,有贵千金",中医师承的内容不单纯为"医术",更有"医道"。这与现代医学提出的"敬畏生命"的伦理思想如出一辙,都强调医学要关注人,以人为本。因此中医师承应加强中国传统伦理的教育,加强对学生进行人文精神教育、生命伦理教育。

随着现代社会人口谱、疾病谱的改变,老龄化问题的日益凸显,卫生服务需求也发生了重大的改变,以健康促进、疾病预防、治疗和康复为重点的初级卫生保健将是医疗服务中的重点,社会需求的变化,使中医重视预防,注重整体,扎根基层的特色得到很好的凸显,也将成为中医师承的重要内容。

4. 吸纳先进教育方法手段支撑　几千年来师承教育对中医的传承和发展起着重要的作用,但也存在不足。师承教育属个体传授,难以大规模培养人才,多为一家之长,易受门户学派影响,教学内容、教学方法等难免狭隘,容易导致学生的知识结构和认识能力方面的局限。现代高等医学教育研究的重点也从注重教学内容向注重教学方法延伸。其中体现的"以学为本""授人以渔""学以致用"的核心观点与中医师承有着很大的相似性,也为将现代教育方法手段融入中医师承中提供了可能。如在临诊带教中,可采用病例讨论教学法,把学生带入特定的病例中,由学生自主发现、分析和解决问题,最终提升用中医思维解决问题的能力。采用情景教学法和角色扮演法,创设一定的教学情境,使学生在具体直观的情境中,扮演大夫和病人的社会角色,弥补临床带教的不足。采用PBL教学法,即以问题为中心的教学法。通过"以问题为基础、学生为主体、教师为导向"的小组讨论获取知识。在教师的整体把握和指导下,学生充分运用现代化科技手段如图书馆、文献、网络等多种形式自学,强调学生的主动参与。

5. 实现形式与内容的有机结合　"一带一"或"一带几"的模式是传统师承制的主要带

徒方式,具有效率较低的弊端,而且学徒只能学到一位导师的学术观点和临证经验,不能满足现代中医人才培养的要求。因此,对传统"带徒"方式的改革势在必行,"一师带多徒""一徒跟多师"和"集体带,带集体"的新型带徒方式避免了传统带徒方式的上述弊端,值得提倡与推广。甚至在 PBL 教学中,出现的学生之间相互为师,互相激发的模式,也可以成为师承教育的形式之一。至于在传承内容上,固然是医术、医理、医道、医意、医文的结合,但在具体内容上,历代医家都十分重视经典医籍的诵读研习,这也成为师承教育的一个重要抓手。

🫀 思政元素

尊师重道,薪火相传

朱丹溪是著名的"金元四大家"之一,对中国医学有着卓越贡献。朱丹溪可谓是大器晚成。因科举屡次不中,他从四十来岁才开始放弃科举、专业从医。古人学医离不开拜师,四十余岁的朱丹溪便踏上漫漫拜师路,辗转全国,却难觅合适的师父。这时有人告诉他,杭州名医罗知悌医术高明精湛,于是朱丹溪风雨兼程来到杭州求访,不料却吃了闭门羹。朱丹溪以程门立雪的态度,日日至罗知悌门前拜见,风雨无阻,坚持三月有余。最终,朱丹溪拜师的赤诚感动了罗知悌,同意其拜至门下,并将毕生所学倾囊相授,朱丹溪的医学水平突飞猛进。数年后,朱丹溪"尽得其学以归",创立"滋阴派",其赤诚拜名师的经历也传为一段佳话。

优秀中医药文化离不开传承,无论是校内学习理论知识,还是校外探索临证实践,都离不开教师的传道、授业、解惑,正是不断传承才使得优秀的中医药文化在历史长河中不断被塑造、完善。尊师重道是中华民族的传统美德,我们要尊重教师、尊重知识、尊重教育、尊重人才。

第三节 中医学专业标准和人才培养

一、中医学专业标准

(一)总体培养目标

《本科医学教育标准——中医学专业(暂行)》指出,中医学专业教育的总体目标,即培养能够从事中医医疗以及预防、保健、康复工作的毕业生,并为他们将来在中医教育、科研、对外交流、文化传播以及中医药事业管理等方面的工作奠定基础。中医学专业毕业生应具备良好的人文、科学与职业素养,较为深厚的中国传统文化底蕴,较为系统的中医基础理论与基本知识,较强的中医思维与临床实践能力,较强的传承能力与创新精神;掌握相应的科学方法,具有自主学习和终身学习的能力,最终达到知识、能力、素质协调发展。

在总体培养目标中,阐述了两个方面的问题:第一,提出了对中医人才培养的主要要求;第二,说明了中医人才的主要就业范畴。

总体培养目标对中医人才的培养要求,可以简略概括为:知识、能力和素质。中医学源于中国传统文化,因此培养要以文化熏陶为根基,合格的中医人才首先要在深入学习优秀传统文化的前提下,具备较为深厚的中国传统文化底蕴,熟悉中国传统文化的深度、广度,在人文科学的知识影响下形成正确的价值取向、思维方式、审美观点,将文化的知识内化为人的气质、修养、品质,从而体现对生命的尊重、对人性的尊重、对人的终极关怀和对人本身价值的肯定和尊重,还体现为对医乃仁术、以德立医、德医并重、大医精诚的理解与认识,由此形成良好的人文、科学与职业素养。

在培养中,学生要具有系统、扎实的中医基础理论与基本知识,形成中医理论框架;要掌握较强的中医思维,以中医学的思维方式认知生命的本质、揭示生命现象、把握疾病规律,进而指导处方用药,逐步建立和形成一套具有中医特点的思维习惯与行为方式;要掌握较强的临床实践能力,可以处理临床常见问题。在此基础上,通过大学阶段的学习,中医人才还需要具备较强的传承能力与创新精神,具有自主学习和终身学习的能力,能够以思维促能力,以传承促创新,最终达到知识、能力、素质协调发展。

学生全面发展,高素质高能力,毕业后才具有较广的择业面,既能从事中医学专业的主体岗位——中医医疗,又能辐射到其相关行业——预防、保健、康复工作,还能满足多学科交叉——中医教育、科研、对外交流、文化传播以及中医药事业管理,即从养生预防到疾病治疗以及康复保健,在时间上贯穿生命全过程,在地域上覆盖我国从城市到农村的全部地区,并且在人才培养中体现了从疾病防治到健康管理的人文理念转变。中医学作为我国文化的瑰宝,毕业生还具有中医药文化传播、对外交流、提升国家软实力的使命。本标准要求中医学专业毕业生要为国家人力资源发展与软实力的提升做出贡献(包含中医药医疗、科技、文化、教育资源等领域)。中医学专业毕业生是我国中医事业未来发展的希望,承担着提高国民素质、把我国建设成为人力资源强国的责任。总之,中医人才可以从事所有促进中医药事业发展的相关工作,为健康中国服务。

（二）培养要求

在《本科医学教育标准——中医学专业(暂行)》中,从思想道德与职业素质、知识和能力三个方面提出了30条具体的培养要求。

1. 思想道德与职业素质目标　在思想道德与职业素质方面,提出了对合格中医人才培养的10个要求,对培养过程做出了具体的规定。

通过设置专业教育、假期综合见习、毕业实习等环节,开设中医学导论、思想道德修养与法律基础、中国近现代史纲要、马克思主义基本原理、毛泽东思想和中国特色社会主义理论体系概论、形势与政策等课程,培养学生热爱中医事业,具有牢固的专业思想,积极运用中医药理论、方法与手段,将预防疾病、祛除病痛、关爱患者与维护民众的健康利益作为自己的职业责任;具有正确的世界观、人生观和价值观,具有爱国主义、集体主义精神,诚实守信,忠于人民,志愿为人类健康而奋斗。

通过在课程中实施系列教学改革,开设创业基础、科研思路与方法、创业实践等课程,鼓励学生参加创新创业项目,举办各类创新创业比赛等,培养学生在教育者的指导下,根据自己的学习实际和学习特点,自觉确定学习目标,制订学习计划,选定学习内容,选择学习方式,并对学习过程做出自我监控、自我反馈和自我调节,由此具备自主学习能力,从而具有终身学习的潜意识。同时在传承的基础上,以传承促创新,坚持科学的态度,善于用批判性思维分辨是非,对产生知识的过程、理论、方法、背景、证据和评价知识的标准等正确与否能够做出自我调节性判断,从而具有创新精神和批判性思维,具有自我完善意识与不断追求卓越的精神。

开展实习前培训和教育,开设医学伦理学、医患沟通技能等课程,培养学生在医疗服务中重视患者的个人信仰、人文背景与价值观念差异,尊重患者及家属,认识到良好的医疗实践取决于医生、患者及家属之间的相互理解和沟通,尊重生命,重视医学伦理问题。在医疗服务中,贯彻知情同意原则,为患者的隐私保密,公正平等地对待每一位患者;树立实事求是的工作态度,对于自己不能胜任和安全处理的医疗问题,主动寻求其他医师的帮助;尊重同事和其他卫生保健专业人员,具有团队合作精神;具备依法行医的观念,能够运用法律维护患者与自身的合法权益;在应用各种可能的技术去追求准确的诊断或改变疾病的进程时,能够充分考虑患者及家属的利益并发挥中医药卫生资源的最大效益。

2. 知识目标　根据中医人才培养总目标,为实现知识目标,构建了中医学专业核心课程体系,由中医文化、中医基础、中医经典、中医临床、基础医学和临床医学等课程群构成。

着眼于中医教育必备的历史、文化、语言和文献背景进行建设,通过开设中国古代哲学、中医古汉语基础、中国医学史、中国传统文化概论等中医文化课程群,涵盖文、史、哲等核心内容,使学生掌握中医相关的人文社会科学、自然科学基本知识和方法,尤其是具有中国传统文化特色的哲学、文学、史学等内容,了解中医的发生背景,深厚学生的中医历史文化积淀,丰富学养和人文精神,筑牢文化基础,从而能够为中医课程奠定基础。着眼于"理、法、方、药"四位一体,通过开设中医基础理论、中医诊断学、中药学、方剂学等基础课程群,以及针灸学、推拿学等课程,加强对学生基础理论、基本知识的培养,夯实专业基础,使学生掌握中医学基础理论与中医诊断、中药、方剂、针灸、推拿等基本知识。按照"重传承、厚基础、读经典、树思维"的思路,通过开设内经选读、伤寒论选读、金匮要略选读、温病学等课程,传承中医经典,培养中医思维,强化临床基础,使学生掌握中医经典理论,深化中医知识,调高理论水平。注重人文与专业、基础与临床、知识与技能的有机结合,在前期基础上,通过开设中医内科学、中医外科学、中医妇科学、中医儿科学等课程,以及假期综合见习和毕业实习,培养学生的中医临床思维和基本应用能力,重点是综合运用中医基本理论知识和技能分析、解决临床实际问题的能力,从而掌握中医药治疗各种常见病、多发病的临床诊疗基本知识。此外,通过开设中医养生学、康复治疗学等课程,使学生掌握中医养生、保健、康复等基本知识。

通过开设正常人体解剖学、生理学、生物化学、病理学、病理生理学、药理学、临床药理学、组织学与胚胎学、医学细胞生物学、诊断学基础、心电图学、西医内科学、西医外科学等课程,以及假期综合见习和临床实习,使学生掌握必要的药理学知识与临床合理用药原则,以及必要的基础医学、临床医学基本知识。通过开设医学心理学、医学伦理学等课程,以及假期综合见习和临床实习,使学生熟悉必要的心理学与医学伦理学知识,了解减缓病痛,改善病情和残障、心身康复及生命关怀的有关知识。通过开设全科医学概论、中医全科医学、预防医学等课程,熟悉预防医学与全科医学知识,了解常见传染病的发生、发展、传播的基本规律和防治原则,以及中医全科医生的工作任务和方式。通过开设卫生法规等课程,使学生熟悉国家卫生法规,了解有关卫生工作的方针、政策。

3. 临床能力目标　在培养中设置中医综合实践课程群,以及中医基础医学和临床医学课程群,实现对学生临床能力的培养。

通过开设辨证论治思维精讲、中医经典综合实践等课程,以及假期综合见习和临床实习,使学生具有运用中医理论和技能全面、系统、正确地进行病情诊察、病史采集、病历书写及语言表达的能力。通过开设中医执业医师资格考试综合实训等课程,以及假期综合见习和临床实习,使学生具有正确运用中医理法方药、针灸、推拿等治疗方法对常见病、多发病进行辨证论治的能力。

通过开设诊断学基础、内科学、外科学、妇科学、儿科学、中医急症学、急诊医学、医用物理学、医学影像学、心电图学等课程,以及假期综合见习和临床实习,使学生具有运用临床医学知识和技能进行系统体格检查的能力,具有合理选择现代临床诊疗技术、方法和手段对常见病、多发病进行初步诊断、治疗的能力,具有对常见危急重症进行判断以及初步处理的能力。

通过开设医学伦理学、医患沟通基础等课程,以及假期综合见习和临床实习,使学生具有与患者及其家属进行有效沟通的能力,具有与同事和其他卫生保健专业人员等交流沟通与团结协作的能力。通过开设预防医学和第二课堂,使学生具有对患者和公众进行健康生活方式、疾病预防等方面知识宣传教育的能力。

通过开设文献检索等课程,使学生具有信息管理能力,能够利用图书资料和计算机数据库、网络等现代信息技术研究医学问题及获取新知识与相关信息。通过开设中医文献概论、中医经典导读、中医经典背诵等课程,使学生具有阅读中医药古典医籍以及搜集、整理、分析临床医案和医学文献的能力。通过开设大学英语、中医英语等课程,使学生具有运用一门外语查阅医学文献和进行交流的能力。

二、中医人才培养

《本科教育标准——中医学专业(暂行)》中明确了中医人才培养的总体目标和基本要求,对开办中医学专业的高校同样提出了关于课程设置与教学环节、教育资源与条件、教学手段与方法以及教学评价与管理等方面的相关要求,全面保障中医人才的培养质量。

(一)课程设置与教学环节

课程是教学目标与教学内容实现的载体,在人才培养中具有举足轻重的作用。广义的课程是指学校为实现培养目标而选择的教育内容及其进程的总和,它包括学校老师所教授的各门学科和有目的、有计划的教育活动。狭义的课程则是指一门学科。

根据中医人才的培养目标和培养要求,依托重点学科,按照课程定位和作用,构建中医学专业课程体系,在中医学学科领域内,建立中医文化、中医基础、中医经典、中医综合实践和中医临床课程群。中医文化课程群依托中医医史文献学科,着眼于中医教育必备的历史、文化、语言和文献背景进行建设,涵盖文、史、哲等核心内容,功能在于加深学生的中医历史文化感知,丰富加强学生的人文精神,筑牢文化根基;中医基础课程群可按照"厚基础、重能力、厚积薄发"的思路,着眼于"理、法、方、药"四位一体进行建设,功能在于加强学生基础理论、基本知识和基本技能培养,夯实专业基础;中医经典课程群可按照"重传承、厚基础、读经典、做临床"的思路,功能在于传承中医经典,培养中医思维,强化临床基础;中医综合实践课程群着眼于学生科学素养的培养,根据教学进程,将分散的实验和实训等教学内容,优化整合为适用于不同学习阶段的中医综合实践课程群,功能在于强化学生的中医综合实践能力和科研创新能力;中医临床课程群注重人文与专业、基础与临床、知识与技能的有机结合,功能在于培养学生的中医临床思维和基本应用能力,重点是培养综合运用中医基本理论知识来分析、解决临床实际问题的能力。

在西医学领域内,还包括基础医学和临床医学课程群,共同承担培养学生掌握西医学知识和西医学技能的任务。

(二)教育资源与条件

为保障教学的正常运行,开设中医学专业的院校需要具备丰富的教育资源与条件,包括教育预算与资源配置、基础设施、临床教学基地、图书及信息服务、教育专家、教育交流等内容。

《本科医学教育标准——中医学专业(暂行)》中明确规定,开设中医学专业的高校必须有足够的经费支持,对教育预算和资源配置必须有明确的责任与权利,高校有可靠的经费筹措渠道支持中医学专业的发展,并依法建立健全财务管理制度,严格管理教育经费,提高教育投入效益。

基础设施是保障教学各环节正常运行的前提和基础。开设中医学专业的高校应对接岗位要求,必须有足够的教育教学基础设施,并对基础设施定期进行更新及添加,以改善学生的学习环境,必须拥有医学实验室,以保证实验教学的完成,并建有训练学生中医临床能力的实训中心。此外,高校应保证实验室开放率,实现真正意义上的实验室开放管理,为教师与学生提供良好的科学研究平台。

临床教育基地是中医临床教学中极其重要的关键环节,因层次差异大、管理不统一,也是薄弱环节。开设中医学专业的高校必须建立稳定的临床教学基地管理与建设体系,确保有足够的临床教学基地以满足临床教学需要;建立稳定的临床教学基地管理体系与协调机制,加强临床教学基地教学基础设施的建设,并有不断提高临床师资队伍水平的政策与机制,以保证临床教学的需要;必须在城市社区卫生服务中心、乡镇卫生院建立社区实践教学基地,加强全科医学实践教学。

开设中医学专业的高校必须拥有规格高的图书馆和维护良好的网络信息设施,同时建立相应的政策和制度,使师生可以充分利用信息技术获取信息,进行自主学习;必须高度重视图书馆的建设和投入,每年图书文献资料购置经费占学校当年教育事业费拨款的比例必须达到国家有关规定的要求。

（三）教学手段与方法

为更好地实现教学目标,开办中医学专业的高校应充分利用现代科学技术,综合运用各种教学手段与方法。

教学手段是师生教学相互传递信息的工具、媒体或设备。随着科学技术的发展,教学手段经历了口头语言、文字和书籍、印刷教材、电子视听设备和多媒体网络技术五个使用阶段。现代化教学手段是与传统教学手段相对而言的。传统教学手段主要指课堂讲授,通过教科书、粉笔、黑板、挂图等辅助载体来实现。现代化教学手段是指各种电化教育器材和教材,因其利用声、光、电等现代化科学技术辅助教学,所以又称为"电化教学",集声音、图像、视频和文字一体,具有形象性、多样性、趣味性、直观性、丰富性等特点。

教学方法是为了完成课程规定的任务、实现培养目标所采用的途径,是教师教的方法和学生学的方法的总和,包括教师组织教学内容的方法,通过不同的手段呈现课程知识的方法,引导和组织学生学习的方法,处理教师"教"和学生"学"的关系的方法,评价教学效果的方法（形成性评价,其前提是形成性学习、转化式学习）等。教学方法影响着学生完成学习任务的"程度",也是影响教学"方向"的首要因素,教学方法改革是影响人才培养模式改革的关键环节之一。

为更好地实现人才培养目标和课程目标,开设中医学专业的院系应遵循中医人才成长规律,根据课程的定位与特点,有序开展教育教学方法改革。教育教学方法改革应树立以学生为中心的教育理念,广泛采用案例式、问题式、讨论式、参与式等教学方法,以提高学生发现问题、分析问题、解决问题的能力,强化培养学生自主学习和终身学习的能力。

在教学过程中,系统制订教学方法改革方案,在学习的不同阶段,全面设计课堂教学改革,广泛采用讨论式、参与式、案例式等多种教学方法,使之与课程设置充分对接,进一步提升人才培养质量。教学方法的选择首先要基于学情分析,基于课程性质和课程教学目标,把促进知识的学习与运用,促进知识与实践相结合,促进学生自主学习和独立思考作为基本原则。同时根据中医人才的培养特点,结合师承教育的有效方法,以培养学生的中医思维能力,促进学生对中医学术的传承。

（四）教育评价与管理

教育评价是在教育测量的基础上发展起来的,即根据教育目标及其有关的标准,对教育活动进行系统评价,以便确定其价值和优缺点,并据此对后续教育予以调整。教育评价的范围一般包括:

第一,教育教学活动及其计划和成果的评价;第二,了解学生的评价,如学习评价、智力和能力倾向评价、人格评价、健康评价等;第三,教育环境的评价,如学校环境评价、教师评价、家庭评价、社区环境评价等。

开办中医学专业的高校应与行业需求充分对接,建立较为系统完善的教育评价体系,建立教育评价机制,积极引入第三方评价,积极吸收主要利益方参与教育评价,建立毕业生质量分析制度,做到对教育教学过程有评价,对主要教学环节有评价,确保课程计划的实施,确保各个教学环节的正常运行和有效开展,确保中医人才培养质量。

学校要制定专业、课程、教材、培养方案、教研室建设等主要教学环节的质量评价标准。确定学校教学质量保障体系的总体建设框架,由教学组织运行、教学辅助支撑、教学质量监控三大体系组成,各体系分工合作、有效监督、持续改进,建立对教学全过程、全环节、全方位的教学质量保障模式。

主要利益方是指学生参与教育评价。学生参与管理体系,坚持以学生为本的理念,体现师生互动的本质特征,能够加深学生对学校的培养目标和要求的理解。

毕业生质量分析制度将毕业生的执业考试通过率、就业率、工作表现、业务能力以及职业素质等有关信息,作为调整教育计划和改进教学工作的主要依据,并通过座谈、问卷调查等形式了解用人单位对中医学专业人才质量的总体评价。

关于如何对教与学进行全面的评价,高校需要建立系统有效的教学评价体系,积极推进形成性评价和终结性评价的有机结合,建立综合评价机制。

评价体系包括形成性和终结性评定方法。形成性评定方法包括课程作业、论文、实验报告、实习报告、学习过程的总结与反思等。终结性评定方法包括课程结课考试及毕业综合考试等。

形成性评价是通过判断教育方案或计划、教育过程与活动中存在的问题,为正在进行的教育活动提供反馈信息,以提高实践中正在进行的教育活动质量的评价。与传统的终结性评价不同的是,形成性评价是一种过程的评价,关注的是学生的学习过程,而不仅是检验学生的学习结果,使学生意识到自己的优势、不足在哪里,进步在哪里,做到及时反馈和调整学生学习进程,更好地实现学习目标。形成性评价具有人文性和多元性特点,人文性体现在以学生为中心的理念,关注学生的差异和个性,多元性表现在评价内容(知识、技能、情感、态度、学习方法、策略等)、评价主体(教师、学生、同伴等)、评价手段(日常观察、访谈、问卷调查、活动记录、反思等)。形成性评价要求教师首先根据学生学习的情况确认学生学习的差距,并依据评价的差距情况及时给学生有价值的反馈信息,使他们能更好地学习或进行自我反思,做出下一步的学习计划,更好地实现学习目标。

同时,也要注重开展终结性评价改革,关注考什么、如何考,应根据专业人才培养目标不同而改革,根据考察内容不同而改革,根据岗位的不同人才需求而改革,不应沿袭以往的出题模式和内容。

高校为保障教学工作有序开展,要建立结构合理的行政管理队伍,明确行政管理人员职责,各自承担相应的岗位职责,执行相应的管理制度,确保教学计划及其他教学活动的顺利实施,并与社会和政府的卫生机构、卫生行政管理部门形成建设性的关系。

三、中医人才评价

中医学作为一门包含预防、治疗、康复的系统学科,有明确的培养目标和培养标准,通过教育环节的设置,最终培养出的中医人才需要具备一定的素质与能力,才能更好地胜任未来的工作。因此,新时期中医人才评价具有重要的实践意义和深远的现实意义。

（一）国家政策导向

为全面加强新时代中医药人才工作,2022年国家中医药管理局、教育部、人力资源和社会保障部、国家卫生健康委员会联合印发《关于加强新时代中医药人才工作的意见》,这是国家中医药管理局首次牵头制定的系统部署中医药人才工作的政策性文件。《关于加强新时代中医药人才工作的意见》提出,要"完善中医人才评价体系",坚持破"四唯"与立"新标"相结合,以创新价值、能力、贡献为导向,分类建立中医临床、基础、科研人才评价标准。临床人才重点评价其临床疗效,把诊断准确率、治疗方案、病例分析、合理用药、诊疗质量、病人满意度、带徒情况等作为评价要素;基础人才重点评价其中医药基础理论研究和原创能力,把重大理论创新、重要学术专著、古典医籍挖掘成果等作为评价要素;科研人才重点评价其探索疾病规律、解决临床问题、用现代科学解读中医药学原理能力等,将主持重大科研项目、创新性代表作、科研成果产出及转化等作为重要评价要素。要深化中医医师资格考试改革,强化中医思维和临床能力考核。同时要求各地人力资源社会保障、卫生健康、中医药主管部门要结合实际制定本地中医药人才分类评价标准,体现价值导向,也为中医人才的科学评价明确了发展方向。

（二）相关研究进展

中医人才的评价是一项长期重点的改革任务,直接关系到中医药事业的发展,任重而道远。现有的中医人才评价标准已经很难满足中医人才培养的内在需求。有研究提出中医药人才评价体系主要存在中医特色薄弱、指标单一、评价主体缺位等方面的问题,可通过构建分层分类指标、加大中医药相关考核、引入第三方评价机制,来构建符合中医药行业发展特点的人才评价体系,以科学合理地选拔和培养中医药人才。

如何建立完善全面的评价体系,也成为众多中医药院校关注的热点和焦点问题。有学者提出中医人才评价应基于中医学专业本科医学教育标准教育培养目标,面向社会医疗岗位任职需求和个人全面发展,着眼于中医人才培养全过程,以领域建构方式为主体,以时序建构、层次建构、职能建构、结果建构等范式为补充,可借鉴现有成熟的教育目标分类体系,通过层层分解、逐步细化,结合问卷调查、访谈、讨论等环节,在素质、知识、能力为纲的指标体系基础上构建以"岗位任职+学习发展"为核心的中医特色人才培养评价体系。还有学者提出建立中医药人才分类评价体系,根据不同分类设计评价指标,健全中医药人才评价机制,加强中医药人才评价廉政建设。但相对系统、全面的研究,尤其是院校教育阶段的中医人才评价仍有待于进一步加强。

（三）中医人才评价的内容

对于中医人才评价,目前尚未形成统一的评价标准与体系,根据不同中医人才的类型（临床、基础、科研、教学等）,评价时应注意有不同侧重点。从整体而言,中医人才评价的主要内容可以大致分为素质与能力两大方面,素质评价包括思想道德素质、业务素质、身心素质、人文素质等;能力评价则包括中医思维能力、实践能力、自主学习能力、创新能力等。

1. 素质评价

（1）思想道德素质:思想道德素质是中医人才所需具备的基本素质,也应是评价合格中医人才的首要指标。如政治立场、思想信念、思想道德修养、遵纪守法、医德医风、廉洁自律情况等,若兼职带教者应增加对其师德师风等方面的的评价考核。

（2）业务素质:业务素质是指中医学专业理论知识及相关医学知识的掌握以及用这些知识解决实际问题的能力。专业知识如中医学及临床医学基础知识、本专业相关理论及诊疗常规等,工作能力包括本专业技术操作水平、临床教学能力、科学研究能力等。

（3）身心素质:身心素质包括身体素质和心理素质两方面。身体素质是其他各种素质的载体,心理素质是其他各种素质的灵魂。健康的身体和良好的心理状态是事业成功的前提和基本保证。良好的心理素质包括:坚强的意志力、稳定的情绪、良好的个性品质、较强的人际交往能力等。

（4）人文素质:人文素质,是指由知识、能力、观念、情感、意志等多种因素综合而成的一个人内在的品质,表现为一个人的人格、气质、修养。医学模式（从生物医学模式转变为生物-心理-社会医学模式）以及医学目的也发生了转变,医疗服务更加关注人的整体,诊疗服务更加关注心理、社会因素。中医学兼具自然学科和人文学科属性,既要具备自然学科素养,也要培养人文素养。

2. 能力评价

(1)思维能力:思维能力是个人通过分析、综合、概括、抽象、比较、具体化和系统化等一系列过程,对感性材料进行加工并转化为理性认识来解决问题的能力。中医思维是中医药特色人才培养的灵魂,中医思维能力养成在中医人才培养中至关重要,包括运用中医思维认识问题、分析问题和解决问题的能力。

(2)实践能力:实践能力是建立在扎实深入的理论知识和熟练精湛的操作技能基础之上的。对于侧重于临床的中医人才,临床实践能力是保障医疗质量的重要因素,可主要从其临床诊疗的量、质等角度评价;而侧重于科研的中医人才,则可从其科研成果获得、科研平台建设等方面进行评价。

(3)创新能力:创新能力是指在各种实践活动中,不断提供具有经济价值、社会价值、生态价值的新思想、新理论和新方法的能力。中医人才的创新能力主要体现在对新知识、新领域的学习探究,对新学科、新技术的引用借鉴,对新方法、新手段的大胆实践等方面,运用新技术、新手段推进中医的发展,学科交叉是一个重要的发展趋势。

除此之外,其他如自主学习能力、沟通交流能力、信息管理能力、组织和管理能力、分析问题和解决问题能力、社会贡献能力等,在中医人才评价时也应酌情考虑。

综上所述,中医人才评价呈现出综合性、持续性、多元化、国际化的评价发展特点,不再局限于单一、一时性的评价,也不再局限于客观化评价要素,而是紧紧围绕中医人才的成长与发展的评价体系。中医人才评价也不是单一问题,而是一个多学科交叉的复杂问题,值得众多中医药人才培养研究者深入探讨,不断提升中医人才培养质量。

学习小结

1. 学习内容

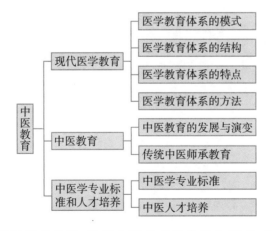

2. 学习方法　通过课堂学习,认识中医教育的发展和演变,理解传统中医师承教育的基本形式和特点,以及当代中医教育的特点,了解中医学专业的培养标准,了解中医药院校的课程设置与教学环节、教育资源与条件、教学手段与方法、教育评价与管理等内容。通过案例讨论,了解师承教育对现代教育的启示,思考如何在院校教育中开展师承教育。

扫一扫,
测一测

（叶 蕾 石作荣 朱姝）

复习思考题

1. 简述医学教育体系的主要层次结构。
2. 试述中医教育的发展。
3. 试述你对中医人才培养总目标的理解。
4. 一名合格的中医人才需要具备哪些基本素质？请谈谈你的理解。

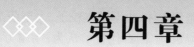

第四章

人文中医

学习目标

1. 了解中医之道的内容,掌握中医学的宇宙观、生命观和养生观;

2. 了解中医之德的形成过程及意义、特点及内涵,理解中医道德修养与医生职业道德的关联,树立正确的医德观;

3. 在中医之道的指导和中医之德的规范下,熟悉医术之美和医理之美,使其在临床实践中得到更好地运用。

第一节 中医之道

中医学以人-自然(环境)-社会(心理)为医学模式。人类的生存与生活必然受到自然环境和社会环境的影响,由此引发一系列有关健康和疾病的医学问题。本节主要从中医的宇宙观、中医的生命观、中医的养生观这三个方面对中医之道进行简要阐述。

一、中医的宇宙观

气是中国古代哲学的最高范畴。古代哲学家认为气是存在于宇宙之中的无形而运动不息的极细微物质,是构成宇宙万物的共同本原,由此形成了"气一元论"的思想。气一元论,简称"气论",是古人认识和阐释物质世界的构成及其运动变化规律的宇宙观,是构建中医学理论体系的基石。古人在长期的生活实践和观察认识自然的过程中,抽象概括出了气的概念,并赋予其丰富的内涵,用于说明宇宙的本体,万物的起源、演化和各种自然现象,建立了以"气"为本原的宇宙观。

(一)万物来源于气的唯物观

气是中国传统文化中的重要概念。在汉语中,由"气"组成的词和词汇比比皆是。在《黄帝内经》中记载各种关于"气"的名词达 2 997 个,气名分类 271 种。考究"气"这一概念,从古代文献及"气"字的字源来看,最初原形是指气态一类物质及自然界的大气。如许慎《说文解字》:"气,云气也,象形。""云,山川气也。"段玉裁注释曰:"气本云气,引申凡气之称。"古人把似风似云之类的具有流动之象的存在称之为气。《黄帝内经》中也说:"地气上为云,天气下为雨。雨出地气,云出天气。"(《素问·阴阳应象大论》)

1. 气是宇宙万物的原本 在对自然的看法上,古人将世界分为"形而上"与"形而下"。所谓"形而上者谓之道,形而下者谓之器"。(《周易·系辞》)即自然界的物质形态有两种存在形式:有形质结构的器和无形无象的道。这里的道指的是气。也就是说,古人把无形的现象和体察到的存在都名之为气。

宇宙万物,从原子到星系,从细胞到人体,小至基本粒子,大至茫茫宇宙,奇妙无比、奥秘无穷。然而,它们从何而来?怎样形成?中国古代哲学认为:宇宙万物是从无到有、从简单到复杂的演变过程。这个"无"即无形无象的客观存在,古人称之为气,气是世界的物质本原。东汉王充谓:"天地合气,万物自生。"北宋张载认为:"太虚不能无气,气不能不聚而为万物。"气是一种人类感官难以相及的至精至微的物质。气是世界的本原,是构成宇宙的初始物质,是构成天地万物的最基本元素和最基本动力。

《素问·天元纪大论》引《太始天元册》记述:"太虚寥廓,肇基化元,万物资始,五运终天,布气真灵,揔统坤元,九星悬朗,七曜周旋,曰阴曰阳,曰柔曰刚,幽显既位,寒暑弛张,生生化化,品物咸章。"古人称宇宙为太虚,在广阔无垠的宇宙虚空中,充满着无穷无尽具有生化能力的元气。元气(即本原之气)敷布宇空,统摄大地,天道以资始,地道以资生。一切有形之体皆赖元气生化而生成。元气是宇宙的始基,是世界万物的渊源和归宿。因而,气是万物的原本,万物都是从气演化而来的。

2. 宇宙中气的不同层次 老子认为:宇宙万物由"道"以生,由"道"以成,"道"是万物"玄之又玄"的"众妙之门"。他认为自然界万物是由"道"这种最基本的存在生成的,他说:"有物混成,先天地生。寂兮寥兮,独立而不改,周行而不殆,可以为天下母。吾不知其名,强字之曰'道',强为之名曰'大'。"(《道德经·第二十五章》)并且,由"道"而有形的万物的演化是有一定规律的:"道生一,一生二,二生三,三生万物",古人把宇宙万物分为五个层次。

(1)"道"的层次:道这个层次是宇宙的根本。道的体性如上所述,万物皆可由道而生,依道而存。道是客观的,不生不灭的,在时间上无始无终,在空间上无边无际,遍布整个宇宙,可以衍化出"一"这种物质层次,进而发生宇宙万物,它贯穿于宇宙各物质层次。

(2)"太极"的层次:道之所生的"一",即太极,这个物质层次是指元气而言。太极在宇宙中是怎样的物质呢?《周易正义》说:"太极谓天地未分之前,元气混而为一。"《公羊传》中说:"元者,气也,无形以起,有形以分,起造天地,天地之始也。"《太平经》中说:"夫物,始于元气。""元气乃包裹天地八方,莫不受其气而生。"因此,天地、万物都是由元气生成的,元气可以赋予万物生机。元气所以能生化万物,是遵从了道的规律之结果。元气与道对万物来说,看似相同,其实不尽同。元气是从道衍化而来,其体性较之道更具体,它是发生某一具体事物的根本动力。

(3)"两仪"的层次:"一"所生的"二",即两仪,"两仪"这个物质层次指阴阳二气,可由元气衍化而来。这里由元气衍化而来的阴阳二气不同于"淳和未分之气"的太极状态。属阳的气,其性"动而流行";属阴的气,其性"静而凝聚"。这两种不同特性的气既相互依存、互根互用,又相互对立、趋向相反、消长制约。当阴阳二气的运动达到一定限度时,便可产生"三"这个物质层次。

(4)"四象"的层次:"三"这个层次即是"四象"的层次,是一个特定的物质层次,是介于"形而上"的"道""气"与"形而下"的"器"之间的物质层次。老子说:"万物负阴而抱阳,冲气以为和。"据此,则"三"是指由阴阳和合而形成的和气。《易·系辞》说:"两仪生四象。"这里四象是指太阴、太阳、少阴和少阳。从"气"而言,太阴、太阳即阴阳二气,而少阴和少阳则是阴阳二气的和合,故名为四象。所以"三"和四象仍属于"形而上"的范畴。

(5)"万物"的层次:由"三"而生的万物这个物质层次,具体指有形、气、质三种特性的器世界而言。凡实体性物质(原子、分子等可见之物)都属于这个范畴。这个层次的物质来源于阴阳四象的运动,"清阳积聚而为天,浊阴凝聚而为地"。在此基础上,产生新的运动,即"动静相召,上下相临,阴阳相错,而变由生也"。进而"在天为气,在地成形,形气相感,而化生万物矣"。(《素问·天元纪大论》)当"万物"这个物质层次形成后,就产生了由万物自行繁衍的生化过程,即《易·系辞》中说的"天地氤氲,万物化醇,男女媾精,万物化生"。

以上五个层次,虽然可依次生化,但它们都是宇宙中固有的物态。五种物态中,不仅四种无形物态可以兼容,而且与有形之器世界亦呈现兼容。这里必须强调的是,气和道都属于形而上的无形客观存在,在古代典籍中,有时将他们混称,来表征万物之原本。如《易传》所提出的:"形而上者谓之道",笼统地将无形的客观存在都称之为道。宋代张君房所著的《云笈七签·元气论》中也说:"夫道者何所谓焉?道即元气也。"气和道的一致性在于,道作为万物的本原,化生了无形之气,因而气亦秉承了道的体性,即"道"和"气"都有化生万物的体性。

3. 气为万物相关联的中介　气是天地万物的共同本原,天地万物之间又充斥着无形之气,无形之气与有形实体进行着各种形式的交换活动,因而成为天地万物相互联系、相互作用的中介物质。气是事物之间相互感应、传递信息的中介。感应,指事物之间的相互交感、相互影响、相互作用。同类事物之间存在着"类同则召,气同则合,声比则应"(《吕氏春秋·应同》)的相互感应的联系。如乐器共振共鸣、磁石吸铁、日月吸引海水形成潮汐,皆属于自然感应现象。事物之间相互感应是通过气作为传递信息的中介而实现。由于形由气化,气充形间,气能感物,物感则应,故事物之间不论距离远近,皆能通过信息传递而相互感应。中医学认为,天、地、人之间相参相应,如《灵枢·岁露论》说:"人与天地相参也,与日月相应也。"人处于天地气交之中,通过气与天地万物的变化息息相通,即所谓"生气通天",日月、昼夜、季节气候变化对人的生理与病理过程具有重要影响,也正是通过气的中介作用,使人与天地息息相应。

（二）宇宙万物运动的恒动观

恒动,就是不停顿的运动、发展和变化。恒动观是指中医学以运动的、变化的、发展的观点来研究生命、健康和疾病等医学问题。这也是中医理论体系的又一特点。

1. 万物动而无休止　中医学认为:一切物质,包括整个自然界,都处于永恒无休止的运动之中,"动而不息"是自然界的根本规律。《素问·六微旨大论》指出:"夫物之生从于化,物之极由乎变,变化之相薄,成败之所由也……成败倚伏生乎动,动而不已,则变作矣。"一切事物的发展、变化和衰亡,都基于运动,是运动过程所产生的。动固然是运动,静中又何尝没有运动,完全的静止是不存在的,也是不可能存在的。宋代朱熹认为:"静者养动之根,动所以行其静。"故动与静,统为物体运动的两种不同形式。"动静相召,上下相临,阴阳相错,而变由生也。"(《素问·天元纪大论》)

中医理论用阴阳来概括自然界相互关联的事物或现象的对立双方,并认为阴阳之间存在对立、转化、资生和制约关系,这些关系折射出阴阳双方始终处于彼此消长的不断运动状态,绝无静止不变之时。中医学还以五行学说论述自然事物的起源、特性及不同事物之间的相互联系。五行中存在着相生相克关系,且生中有克,克中有生,这样,就构成了一个五类要素组成的世界模型。这个模型是真正的动力模型。通过五个要素之间的相互生克,各系统之间表现出协调和统一。整个模型也就在运动中保持稳定。由于阴阳五行学说是建构中医学理论的主要方法,故其中运动不息的见解就演变成了中医理论体系中恒动观念的核心思想。

2. 人有此生,亦恒于动　在万物关联思想的指引下,中医学认为"天主生物,故恒于动;人有此生,亦恒于动"(朱震亨《格致余论·相火论》)。自然界生化万物有赖于恒动不休,人维持自身生命活动也有赖于恒动不休。例如,构成人体的"气",就具有很强的活力,无处不到,始终处于运动之中,时刻激发和推动着体内的各种生理功能。理论上,中医学把气的这种运动归纳成升、降、出、入等基本形式。生命活动,可以说就是气的运动变化过程。气的运行失常，人便处于病理状态。

血是构成生命的重要物质。它的各种功能，只有在循行不休中才得以发挥。《黄帝内经》明确指出，血在脉中，"流行不止，环周不休"。局部血的运行一旦变慢或者停滞，即属于血瘀状态，甚或导致瘀血产生，就会引发疾病。津液也同样。在多个脏腑参与下，津液在体内处于不断新陈代谢的过程中，摄入、输布和排泄之间维持着动态平衡，一旦津液输布运行失常，就将引起痰饮、水湿、肿胀等种种病症。鉴于气血津液等均具有恒动特性，名医张子和总结时强调："君子贵流不贵滞。"健康者，其气血等以畅达流通为和。

五脏六腑各有自己的生理功能特点，然而都建立在脏腑之气的运动变化之上，运动不息也是脏腑的共同生理特点。张仲景提出："若五脏元真通畅，人即安和"，要点是"通畅"两字。这些认识，充分揭示了生命过程的一大规律，即：生命在于运动，生命在于生化不息，生命在于动有常度。

3. 恒动观指导疾病的诊治　在疾病的诊治过程中，要不断把握患者出现的新情况、新变化，细心诊察，深入分析，随时根据新的情况全面考虑，调整处方用药，以期药证相合，取得良好的医疗效果。中医学还主张未病先防，既病防变，治病必求于本。这些都充分体现了中医学是从运动的观点处理健康与疾病的矛盾及指导临床治疗。

二、中医的生命观

生命观，是指对生命的根本看法。人类是生物进化的最高形式，具有高度的智慧和复杂的生命功能。围绕着人是怎样演变而成、生命的本质又是什么等一系列问题，人们一直在探究中。中医学在对人的生命的探索中，明确反对种种迷信说法，认识到生命是一种自然现象，是自然界物质运动进化发展到一定阶段的产物，从而在关于生命最基本的问题上做出了唯物主义的回答。

（一）精气神三位一体的生命构成观

精气神三位一体的生命观包括两层含义：其一，人体生命是由精气神这三个要素构成的；其二，人体精气神这三个要素是相互关联、相互影响的一个整体。精、气、神为人身"三宝"，可分而不可离。

1. 生命产生的本原——精　"精"作为人体生命构成的一个要素，是构成人体和维持生命活动的精微物质。它包括精、血、津液等。

精是构成和维持人体生命活动的最基本物质，对于人体生命活动具有重要意义，故《素问·金匮真言论》说："夫精者，身之本也。"《灵枢·本神》说："故生之来谓之精。"《灵枢·决气》说："两神相搏，合而成形，常先身生，是谓精。"因此，精是生命的本原。

2. 生命活动的动力——气　气，是指充斥在人体生命之中的无形非实体物质。它充斥在人体组织结构之中，弥散在有形实体的周围。

人体无形之气多集中与依附于有形实体及其周围，即形态的任何部分都充斥着无形的气，在形体周围也弥散存在着人体之气，人体之气的分布与人体形态结构是相一致的。如脏腑之气中的心气、肝气、肺气、脾气、肾气等，四肢之气，躯体之气等。按照古代养生家的观点，人体气的中心在丹田，即在脐下小腹部关元、气海等穴位处。

人体之气运动的基本形式可概括归纳为升、降、出、入四种。其中升降，是指气在人体内上行或下行的运行；出入，是指气在体内外或组织器官内外开合出入聚散的过程。而气的升降与出入之间是相互协调、密切联系的。《素问·六微旨大论》云："出入废，则神机化灭；升降息，则气立孤危。故非出入，则无以生长壮老已；非升降，则无以生长化收藏。"因此，主导和把握人体气机升降出入，是促进人体生命健康的重要环节。

3. 生命活动的主宰——神 神的概念在中国传统文化中极为广泛,它是人体生命的构成要素。神是指主宰人体生命的意识活动,包括人对外界的感知、反应和思维。在人体精气神三个生命要素当中,神是生命活动的主宰,它对人体生命起主导作用。故《淮南子·原道训》说:"神者,生之制也。"

人的意识活动对全身的生命活动起着统率和调节的作用,此即"神为主宰"。在人的整体生命活动领域中,人的意识活动是生命活动的先导,肉体的生命活动是实现意识活动的手段。在人的生理活动领域中,意识不仅可以改变人的力量的强度,也可以改变人体感觉的灵敏度。对此,《灵枢·本脏》是这样描述的:"志意者,所以御精神,收魂魄,适寒温,和喜怒者也……志意和则精神专直,魂魄不散,悔怒不起,五脏不受邪矣。"这里明确指出人的意识可以统御精神活动,收摄魂魄,调节人体对冷热刺激的适应能力和情志变化。如果意识稳定,就会精神集中、思维敏捷、魂魄安定,也就不会产生懊悔、愤怒等过度的情绪,五脏也就不会受到外邪的干扰。可见,精神意识在人体生命活动中占有极为重要的地位。

4. 精气神三位一体的生命自组织 精气神作为构成人体的三个要素,它们不是孤立的,而是相互关联的一个整体。精气神在生理上相互联系,在病理上相互影响,它们相互协调共同构成人体生命活动。

精、气、神三者之间存在着相互依存、相互为用的关系。精可化气,气能生精、摄精,精与气之间相互化生;精能生神、养神,气能养神,精和气是神的物质基础,而神又统御精与气。正如《类证治裁·内景综要》所说:"一身所宝,惟精气神。神生于气,气生于精,精化气,气化神。故精者身之本,气者神之主,形者神之宅也。"

总之,精、气、神的关系,可以概括为形神关系。形与神俱,即精气神合一,是生命活动的根本保证,如《素问·上古天真论》说:"故能形与神俱,而尽终其天年。"

（二）天人合一的整体观

人禀天地之气而生,中医宇宙观认为万物来源于气,气是天地万物相互联系的中介。人体之气与大自然之气相通应,自然界存在着许多人类赖以生存的必要条件,如阳光、空气、水、土壤等。当自然环境发生变化,如昼夜交接、寒暑更替时,人体受其影响也会相应地发生生理或病理上的改变。宇宙之中,天地之间,人的一切生命活动都与自然息息相关,即天人合一的整体观。

1. 时序气候与人体相关 自然界四时气候的变化有一定规律性,所谓春温、夏热、秋凉、冬寒,万物顺应这一自然规律而有春生、夏长、秋收、冬藏的生长变化过程。生活在大自然当中的人体生命,也会因自然界的这一变化规律,进行适应性的调节。例如盛夏天气炎热,人体气血运行流畅,阳气旺盛,脉象多浮大,皮肤腠理开张,津液外出而多汗;隆冬天气严寒,人体气血运行稍缓,阳气偏衰,脉象多沉小,皮肤腠理致密,津液趋下而多尿。这种适应性的生理变化,反映了季节变化与人体气血运行和津液代谢的密切关系。由于人类适应自然的能力是有限的,所以当气候的剧烈变化超过了人体的适应和调节能力,就会发生疾病。不同的季节有不同的多发病,如春季多风病,夏季多暑病,秋季多燥病,冬季多寒病等。还有些年老体弱或慢性病患者,因适应能力差,往往在气候剧变或季节交替之际而导致旧病复发或病情加重。因此,人们必须依据自然时序气候的变化来调整自身的生活行为,以保养人体生命,所谓"顺四时而适寒暑"。

昼夜晨昏的变化对人体的生理也产生不同的作用。《灵枢·顺气一日分为四时》说:"以一日分为四时,朝则为春,日中为夏,日入为秋,夜半为冬。"白天人体的阳气多趋于表,脏腑的功能活动比较活跃;夜晚人体的阳气多趋于里,人就需要休息和睡眠。因此,我们应当依据外在自然的变化来安排作息生活,以合于自然的变化。

2. 地理环境与人体相关　不同的地理环境,可导致人的体质差异。如东南地势平坦,气候温暖潮湿,人体腠理较疏松,体格多瘦弱;西北海拔较高,气候寒冷干燥,人体腠理较致密,体格多壮实。一旦易地而居,许多人初期都会有水土不服的感觉。由于长期的环境作用和饮食的偏嗜,造成了各地区的人有不同的体质和特殊的地方病与多发病。人欲得健康长寿,就必须因地制宜,施以符合自己居处环境的养生方法。

（三）人体生命过程的时空观

就个体而言,人的生命直接来源于父母的先天之精,又经后天精气的滋养而发育成人。女子 14 岁左右,任脉通畅,太冲脉盛,月事以时下,而具有生殖功能。男子 16 岁左右,肾气盛,精气充沛,开始排精,而具有生殖功能。成熟男女相媾合,两精相搏即可结胎。结胎之后,胚胎受父母先天之精气充养发育。母体以其精血滋养胚胎造就了胎儿的形;父亲以其精子肇建了胎儿元精,即《灵枢·天年》之所谓:"以母为基,以父为楯。"然而,母之精血有充盈不足之分,父之精子亦有强弱勇怯之别,因此人体生命有先天禀赋的差异,这些差异对日后人体生命过程将产生一定影响。

人体生命是一个发展变化的过程。中医学把这一过程分为生、长、壮、老、已五个阶段,每一阶段都有着各自的特点。《灵枢·天年》就以 10 岁为单位,描述了健康机体一生的发展变化。一般说来,10 岁时,机体处于生长发育状态;20 岁时"血气始盛,肌肉方长";30 岁时,人的功能和精力最为旺盛,"五脏大定,肌肉坚固,血脉盛满";40 岁时,"五脏六腑十二经脉,皆大盛以平定";但 40 岁前后,功能也出现了趋于衰减的先兆,"腠理始疏,荣华颓落";50 岁阶段及其之后,衰老过程加速;"五十岁,肝气始衰";"六十岁,心气始衰";"七十岁,脾气虚,皮肤枯";80 岁之后,机体已非常虚弱,常处于老态龙钟状态,"故言善误";90 岁之后,进一步发展下去,便可见"五脏皆虚,神气皆去,形骸独居而终矣"。

在这发展过程中,男女又有着各自的异同。在《素问·上古天真论》中分别阐述了女性以 7 年为阶段的演变规律和男子以 8 年为阶段的发展过程。

三、中医的养生观

基于中医学对人体生命的认识,当人类进行养生保健以及促进疾病康复的过程中,应当遵循天人合一,顺应自然;精气神合,神为主宰;保精养神,固护生命的养生基本原则。

（一）天人合一,顺应自然

在中医学的生命观中,强调人与自然的整体相合,即人的一切生命活动都与大自然息息相关,必须随时随地与其保持和谐一致。无论是养生保健,还是疾病康复,都必须遵循顺应自然的基本法则。《黄帝内经》中反复强调生命的保养在于"因时之序",即"苍天之气,清净则志意治,顺之则阳气固,虽有贼邪,弗能害也,此因时之序。……清静则肉腠闭拒,虽有大风苛毒,弗之能害,此因时之序也。"(《素问·生气通天论》)此"因时之序"本指顺应四时气候变化的规律而养生康复,还包括顺应月相盈亏变化、顺应昼夜时辰变化以及适应地理环境差异而养生康复。

1. 顺应四时气候变化　一年四季,自然界的气候有着春温、夏热、秋凉、冬寒的变化,自然界和人体生命活动亦随之产生春生、夏长、秋收、冬藏的气机变化。春夏阳气发泄,气血易趋向于表,故皮肤松弛、多汗少尿;秋冬阳气收藏,气血易趋向于里,表现为皮肤致密、少汗多尿。因此,中医养生康复非常强调因四时之不同而分别用不同方法应对。例如《素问·四气调神论》中"春夏养阳,秋冬养阴"的补养理论以及春三月"使志生"、夏三月"使志无怒"、秋三月"使志安宁"、冬三月"使志若伏若匿"的情志养生理论。

季节对五脏六腑、经络腧穴有直接的影响。不同的脏腑经络,于不同的季节会出现气血偏旺的情况,如"肝旺于春""心旺于夏""脾旺于长夏""肺旺于秋""肾旺于冬""春气在经脉,夏气在孙络,秋气在皮肤,冬气在骨髓"等。在进行针灸、推拿等康复治疗时的辨证选穴,则体现了这一原理。合理运用这些规律来进行养生保健和康复治疗,可收到事半功倍的效果。

2. 顺应月相盈亏变化　所谓月相,是指人在地球上看到月亮明亮部分的各种不同形状,如新月、上弦月、满月、残月等。早在两千多年前,古人就发现月亮的盈亏可影响人体的生物节律。《灵枢·岁露》中写道"月满则海水西盛""至其月郭空,则海水东盛",指出海潮潮位的高低变化,与月相的变化节律一致。血液是人体内流动的液体,其运行依赖于气的推动和统摄。人生活在地球上,因而气血的运行,也同涨潮落潮一般,必然随月相盈亏而发生改变。正如《素问·八正神明论》所云:"月始生,则血气始精,卫气始行;月郭满,则血气实,肌肉坚;月郭空,则肌肉减,经络虚,卫气去,形独居。"月的始生、郭满、郭空表示月相节律的改变,与人体相对应则表现为机体血气的"始精""实""虚"的变化。正是由于月球对人体的影响,古往今来的养生家们就十分重视联系月相进行养生康复,或在不同月相时采用不同的养生康复方法,如在月圆日进行调息服气、冥想等修炼。

3. 顺应昼夜时辰变化　中医发现人体生命活动变化与昼夜时间节律有着极为相似的规律。一日之中,昼夜的改变对人体阴阳盛衰、气血运行、脏腑生理功能及病理变化均有一定的影响。自然界昼夜阴阳的变化,可以影响人体阳气的表里趋向。《素问·生气通天论》曰:"故阳气者,一日而主外,平旦人气生,日中而阳气隆,日西而阳气已虚,气门乃闭。"说明人体阳气白天多趋向于表,夜晚多趋向于里。正是由于人体阳气具有昼夜周期变化的规律,故人体病理变化也与之相应。《灵枢·顺气一日分为四时》指出:"夫百病者,多以旦慧、昼安、夕加、夜甚……朝则人气始生,病气衰,故旦慧;日中人气长,长则胜邪,故安;夕则人气始衰,邪气始生,故加;夜半人气入脏,邪气独居于身,故甚也。"白昼阳气旺盛,人体阳气趋表抗邪,故疾病多有缓解;而夜晚阴气旺盛,人体阳气趋里抗邪无力,故疾病多有加重甚则恶化。

人体的阳气天亮时开始活跃于体表,正午阳气最盛,故白天应从事各种劳作及户外活动;傍晚时分体表的阳气开始衰少,应减少户外体力活动并按时睡眠,避免阴气的侵袭。根据人体阳气的昼夜节律进行作息,才能保证人体生命的健康。诚如《素问·生气通天论》所强调:"是故暮而收拒,无扰筋骨,无见雾露,反此三时,形乃困薄。"因此,应根据昼夜时辰对人体生理的影响,利用阳气的昼夜变化节律,妥善安排工作、学习和休息,顺应人体昼夜生理变化规律,从而达到良好的养生康复效果。

4. 适应地域环境差异　地域环境是人类赖以生存和发展的物质基础和条件之一,与人类的健康息息相关。不同地域方位的环境不同,其气候、湿度、温差、水质、土壤中所含元素等也不尽相同。因而,地域的差异也可对人的生理及病理产生不同的影响。

中国的地域环境呈现出东方多湿、南方多热、西方多燥、北方多寒的特点。因此地域不同,人的体质和易患疾病也不尽相同。一般而言,南方多雨高温,人体腠理多疏松,病多湿热;北方多燥寒冷,人体腠理多致密,病多寒痹。正如《素问·异法方宜论》描述的:"东方之域,天地之所始生也,鱼盐之地,海滨傍水,其民食鱼而嗜咸。……鱼者使人热中,盐者胜血,故其民皆黑色疏理,其病皆为痈疡,其治宜砭石。……西方者,金玉之域,沙石之处,天地之所收引也,其民陵居而多风,水土刚强,其民不衣而褐荐,其民华食而脂肥,故邪不能伤其形体,其病生于内,其治宜毒药。……北方者,天地所闭藏之域也,其地高陵居,风寒冰冽,其民乐野处而乳食,脏寒生满病,其治宜灸焫。……南方者,天地所长养,阳之所盛处也,其地下,水土弱,雾露之所聚也,其民嗜酸而食胕,故其民皆致理而赤色,其病挛痹,其治宜微针……中央者,其地平以湿,天地所以生万物也众,其民食杂而不劳,故其病多痿厥寒热,其治宜导引按跷,故导引按跷亦以中央出也。"

因此,要注重地域环境对人体生命的影响,需根据不同的情况,采取不同的保健和预防措施,使人体与所在的地域环境相适应。随着社会的发展,人们旅行移居的情况越来越普遍,从养生保健的角度而言,每到一个陌生的地区或国家,都要根据当地的气候特点和环境状况调适自己的生活方式,以达到保养人体生命的目的。

(二)精气神合,神为主宰

人体生命是由精气神三个要素构成,而这三个要素是相互关联、不可分割的整体。健康的形体、充足的气机是精力充沛、思维灵敏的物质保证,而充沛的精神和乐观的情绪又是形体健康的重要条件。因此,保障人体生命健康长寿的同时,必须注意形、气、神的养护,并且使这三者相互协调,优化人体生命的自组织状态。

1. 调神安命 在形神关系中,"神"起着主导作用,中医认为神明则形安。《素问·灵兰秘典论》云:"主明则下安,以此养生则寿……主不明则十二官危……以此养生则殃。"说明神对形起主宰作用。因此,我国历代养生家十分重视神与生命的关系,并把"调神"作为养生康复第一要务及立身安命的重要手段。他们总结出丰富多彩的调养心神的方法,如:清静养神,即保持精神情志淡泊宁静的状态,减少名利和物质欲望,和情畅志,使之平和无过极;四气调神,即顺应一年四季阴阳之变调节精神,使精神活动与五脏四时阴阳关系相协调;气功练神,即通过积极主动地内向性运用意识,将意识活动指向生命自身,保持精气神的合一,以达到形神相合、气清神宁的生命优化状态;修性怡神,即通过多种有意义的活动,如绘画、书法、音乐、下棋、种花、旅游等,培养自己的情趣爱好,使精神有所寄托,并能陶冶情操,从而起到怡情养性、调神健身的作用。总之,从"调神"入手,保护和增强心理健康、形体健康,达到调神和强身的统一。

2. 保形全真 在精气神生命三要素中,"形"作为人体生命活动的房舍,对人体生命起着至关重要的作用。唐代吴筠《元气论》认为:"真精、元神、元气不离身形,谓为生命。"张景岳云:"形伤则神气为之消。""善养生者,可不先养此形以为神明之宅;善治病者,可不先治此形以为兴复之基乎?"从生命活动而言,只有形体强健正常,其所依附的气与神方能安然无恙。形盛则神旺;形败则神衰;形体衰亡,生命便告终结。因此保形全神是养生的重要法则。"保形"的主要方法是通过饮食不断补充人体所需的生命营养物质。因此养生康复要注重膳食营养的合理搭配及有效吸收,以满足生命活动的需要。此外,通过形体导引可使气血畅通、精气流行,以增强抗御病邪的能力,提高生命活力。《吕氏春秋·尽数》说:"形不动则精不流,精不流则气郁。"静而乏动可致精气郁滞、血脉凝结,久即损寿。《修真秘要·真人养生铭》则指出:"人欲劳于形,百病不能成。"适当运动不仅能锻炼肌肉、四肢等形体组织,还通过肌肉、肌腱的牵拉引动经络筋经,进而调整脏腑功能。正如华佗所谓:"动摇则谷气得消,血脉流通,病不得生。"炼形的方法包括太极、导引、按摩等。

3. 养护元气 元气是人体生命的原动力,也是人体功能生生不息的物质基础。张景岳曾云:"人之所赖者,唯有此气耳,气聚则生,气散则死。"若元气充足,则机体气化活动正常,脏腑经络等组织功能健旺。若元气亏耗,则机体气血运行紊乱,脏腑经络等组织功能失调。清代名医徐灵胎在《医学源流》中指出,"若元气不伤,虽病甚不死,元气或伤,虽病轻亦死",若"有先伤元气而病者,此不可活者也",强调元气在生命活动的重要作用。因此养护元气,是养生保健和疾病康复过程中不可忽略的重要环节。

对生命之气的养护包括保养元气和调畅气机两个方面。元气充足,则生命力旺盛;气机通畅,则机体健康。养护元气,一是养,二是护。所谓养,多以饮食营养培补后天,用水谷精微充养人体生命;所谓护,即节欲固精,不妄作劳,避免消耗,以固护先天元气。若元气养护得当,则人体健康无病而益寿延年。

（三）保精护肾,固护生命

从发病学的角度出发,中医认为"正气存内,邪不可干",正气在人体生命活动中起主导作用。只有人体正气旺盛,才能做到"辟邪不至"和"长生久视"。故各种养生康复方法都应以保护和强壮正气为基本原则。

保精护肾,固护生命最重要的一点是减少肾精消耗。所谓减少肾精消耗,即防止或减少过度的肾精消耗。具体而言,就是要避免劳力过度、劳神过度及房劳过度。

1. 避免劳力过度　在平时生活中,必须有劳有逸,既不能过劳,也不能过逸。孙思邈在《千金方·道林养性》中说:"养生之道,常欲小劳,但莫疲及强所不能堪耳。"在现实工作中,体力劳动者长期重体力劳动、运动员等特色行业超强度运动训练、上班族不断超负荷加班工作等,诸如此类,都是违反人体生理规律的,最终将会导致积劳成疾,伤身折寿。所以生活工作中当以小劳,而勿过极,此乃养生之要。

2. 避免劳神过度　长期过度的脑力劳动,使精神长期处于紧张状态,思虑过度,可耗伤气血,损及心神。《素问病机气宜保命集》指出:"神太用则劳,其藏在心,静以养之。"所谓"静以养之",一是要保持心境清静,无忧无虑,恬淡虚无;二是要保持乐观的心态,以愉悦为务。

3. 避免房劳过度　房事过度多因色欲太重,纵情放肆,不知自控,而耗伤肾中精气,导致精去神离形坏。男女之欲是正常的生理活动,欲不可绝,亦不可禁,但必须要有所节度。要提高生命的自主、自控的能力,遵循古人"志闲而少欲,心安而不惧,形劳而不倦"的教诲,以避免精气的耗伤,而长生久视。

第二节　中医之德

一、中医道德的形成与意义

中医道德源于上古,逐步发展至今,形成了较为完善的体系。探究中医医德的源头,了解不同时期的医德理论和基本观点,掌握医德发展规律,是构建新形势下中医医德规范的必由之路。

（一）中医医德的萌芽与发展

远古时期的先民们生活艰苦,卫生条件极差,各种伤痛疾病时有发生,对疾病的无能为力使原始先民对生命充满了敬畏和渴望,据《帝王世纪》记载,"伏羲氏……乃尝味百药而制九针,以拯夭枉焉"。《淮南子·修务训》记载,神农"尝百草之滋味,水泉之甘苦,令民知所避就"。宋代刘恕《通鉴外记》亦称"民有疾病,未知药石,炎帝始味草木之滋,尝一日而遇七十毒,神而化之,遂作方书,以疗民疾,而医道立矣"。这些传说说明先民最初的医疗活动就已明确医疗的目的是治病救人,这是医学的职业特征,也是最基本的医德要求。其中蕴含的为拯民夭枉而献身的精神,就是人们渴望医者具有的高尚品德,因而伏羲、神农、炎帝被尊为具有高尚医德的典范人物。

从一些典籍的记载,我们可以推测当时社会的基本道德风貌。《礼记·礼运》篇是这样描绘的:"大道之行也,天下为公,选贤与能,讲信修睦。故人不独亲其亲,不独子其子。使老有所终,壮有所用,幼有所长,鳏寡孤独废疾者皆有所养。"

夏商西周时期是中医医德规范的萌芽阶段。公元前21世纪,夏禹之子启承袭了禹的职位,结束了"禅让制"而拉开中国阶级社会的序幕。西周时期已经建立起相对完备的医政制度,出现了最古老的医德评价体系。《周礼·天官·冢宰》记载,"医师掌医之政令,聚毒药以供医事。凡邦之有疾病者,疕疡者造焉,则使医分而治之。岁终则稽其医事,以制其食。十全为上,十失一次之,十失二次之,十失三次之,十失四为下"。定期用治疗疾病成功和失误的次数评判一个医生医疗技术的优劣,并据此分配俸禄,这是医生追求技术完善和道德责任心的内在动力,这种规范对提高医生的医术和医德水平也是一种社会约束力。医学人道开始出现,对病人、老人、幼儿有特别的优待。《周礼·天官·大司徒》中记载,"以保息六养万民,一曰慈幼,二曰养老,三曰振穷,四曰恤贫,五曰宽疾,六曰安富"。这就是西周出现的"保民"思想和"惠民"措施的体现。

《易经·天雷无妄》记载:"九五,无妄之疾,勿药有喜。""无妄之药,不可试也。"就是说,凡所患的不是大病,不要小病大治,妄施针药。与疾病不对症的药物,不可以在人身上试用。这就要求医生在诊治疾病时要非常细心、准确,用药要审慎、恰当,切忌妄施、妄试针药。这既要求医术要精益求精,更体现了认真、负责的医德规范。

春秋战国时期我国出现空前繁荣的"百家争鸣"局面,作为人类行为准则的道德规范成为社会讨论的核心问题,孔子提出的"仁""礼"成为中国伦理思想的主题。孟子把"仁义礼智"作为社会道德标准,管仲将"礼义廉耻"作为"守国"的思想规范,墨子提出"兼相爱,交相利"的道德理想,老庄学派则认为"见素抱朴"的纯朴自然的人性最圆满,主张"尊道贵德"的道德思想原则。这些都成为建构医德的丰富材料。

《黄帝内经》在医生个人修养、社会责任、业务素质等方面都有专门论述,虽不够系统,但已相当全面,并且成为后世医家所遵守的准则,奠定了我国传统医德学的基础,对我国传统医德学的形成和发展起到了决定性作用。

（二）中医道德规范的意义

医德规范促进了医学的发展,保障了人民群众的健康利益。医德规范是医务人员从医之"道",伴随着医疗活动产生并固定下来,成为一代又一代医务人员开展医疗活动的行为指南,推进了医疗卫生事业的不断发展。正因如此,古今中外对医德规范都十分重视。

虽然中医医德古已有之,但应与时俱进,适应中医科学的发展。医德规范不是永恒不变的,而应随着历史的发展而发展。它反映了社会对医务人员医学道德的要求,它来源于实践,服务于实践,并在医疗实践中不断得到丰富、发展和完善。传统的中医医德主要以医学人道主义为指导思想,规范医生与患者之间,以及医生与医生之间的关系。随着社会的发展,医生与患者之间的关系发生了很多变化,医学道德不完全取决于医生个人的品性,医疗行为的合理性也不能只考虑医生的动机,还要看医疗行为的后果。因而,相应地产生了许多适应这些情况的医德规范。现代医学伦理学已发展到生命伦理学阶段,中医学不局限于患者和疾病,还要面向全体人群,其目标是实现人人享有医疗保健,维护人的生命伦理尊严,尽可能降低对社会、伦理、道德、法律,乃至子孙后代的负面影响。中医医德规范适应医学发展的需要,体现了与时俱进的发展过程。

医德规范是医务人员明善恶之镜。《贞观政要》言:"以铜为镜,可以正衣冠;以古为镜,可以知兴替;以人为镜,可以明得失。"医德规范以综合医院、社区医院等进行医患纠纷调节的尝试实践,为医患之间便捷、及时、高效的医疗服务的开展保驾护航。

医德规范与修养是防治疾病本身的需要。中医学始终认为:精神因素既可以致病,也可以治病。而医务人员的医德状况就是一种重要的精神因素。通过恰当的语言、良好的态度和行为,影响和改变病人的认识、情绪和行为,减轻或消除病人的有害心理及由此引起的不良症状,从而达到治疗的目的。相反,如果医生忽视精神因素在疾病发生、发展和转归中的作用,不注意自己的语言、态度和行为,就会影响疾病的防治,甚至有可能引起医源性疾病,造成严重后果。因此,医德规范与修养不仅事关服务态度和文明礼貌问题,而且会对疾病的防治效果产生重要的影响。

医德规范与修养是改善医德医风,推动社会主义精神文明建设的巨大动力。中医人的医德水平,直接决定着医德医风的状况。医德医风的改善,关键在于医务人员道德素质的提高,而这必须通过提高医务人员的医德修养才能实现。

二、中医道德修养与医生职业道德

作为中华民族传统文化的重要组成部分,中医对道德修养有很高的要求,学习中医不仅要掌握中医药知识和技术,也应该重视道德修持的口授心传。很多隐居民间德高望重的行医者也许正是中医领域的宝藏。因而,本土文化与道德修养是优秀中医形成的基础。

(一)医德与品德修养

医德在中医学中具有举足轻重的作用,加强医学生医德教育,注重医学生的个人品德修养,对提高我国医疗行业整体水平和改善医患关系有极其重要的意义。

医德教育是医德自律和他律的起点,医德作为医疗工作者的职业道德,是医学生个人品德的外在综合表现。医学职业的本质要求是德为先,技为本,"大医精诚"中的医术"精"、医德"诚"即强调了德与术必须兼备。

个人品德是社会道德建设中最基本的组成部分,又称个人道德品质、品行等,是通过长期的社会道德教育和个体自觉道德修养实践而形成的一种稳定的心理状态和行为习惯,是个体综合行为构成的统一整体,是道德思想、道德认同在具体行为中的选择与实现,体现了道德认知、道德情感、道德意志、道德行为等的内在统一。个人品德具有实践性、综合性、个体性、内在性、长期稳定性的特点。

医德,即医务人员的职业道德,是医务人员应具备的思想品质,是医务人员与病人、社会及医务人员之间关系的总和。医德作为一种公德,相对于个人品德来说具有普遍性、规范性、约束性的特点,是医务人员在职业活动中应具备的医学品德。职业道德与个人品德联系紧密,直接受个人品德的影响。医生在从事医疗实践中所展现出的医德水准是其个人品德在医疗领域的集中体现。

个人对道德规范具有主观能动性,即个人根据实际情况选择应履行的道德准则来指导具体实践。个人品德对提高道德主体的自我约束与道德自觉、帮助其主动践行医德规范具有重要作用,提升医务工作者的品德修养,有助于医务工作者的医学实践行为始终处于医德规范约束之中。在整个道德建设体系中,社会公德、职业道德和家庭美德的建设,最终要落实到个人品德的养成,个人品德是决定个体综合素质的核心要素。在医疗工作中,有许多法律无法完全约束的领域和规则难以详尽划分的情形,需要个人品德彰显强大的道德力量对行为加以判断和规范。基于这样的理念,医务工作者要注重道德素质提升,具备勤奋、进取、坚强、谦虚的品格;树立关爱生命、认真负责、廉洁奉公的精神,掌握并实践医德规范;增强精益求精、团结协作、慎言守密的意识,自然地将道德认识转化为有益于自身和社会的道德实践行为。

个人品德是医德修养的基石和核心。一个社会的道德准则和规范,只有被这个社会广泛的个体所接纳认可,内化为个人品德,才能够在道德行为中起到规范与约束的作用。个人品德是医德教育的灵魂,是医德的最终落脚点。个人品德的培养将直接影响社会公德、职业道德和家庭美德建设。虽然医德受到社会制度、经济条件等因素影响,但个人品德始终是决定个体医德与整个医疗行业医德风气的关键因素。因而提高自身道德素养,对于构建和谐医患关系,营造良好医德医风具有重要意义。

（二）中医文化的"仁术"与职业道德修养

中医是中国传统科学技术的代表,也是中国传统文化的结晶。中医文化浓缩了中华优秀传统文化的精华,集中体现了中国传统文化的价值理念与思维方式。

中国传统文化是以人为本,以人伦关系为核心的文化。儒家文化是中国传统文化的核心。"仁"是儒家思想中的最高理想和价值范畴,是儒家道德规范的最高原则。"仁者,人也",是提倡以人为本,以人为贵,将人类的生命视为至高无上的价值。"仁者,爱人",就是要求人人具备爱心、同情心与怜悯心,不仅要爱亲人,也要爱众人。汲取儒家仁爱思想的精华并结合时代精神加以提升,对中医学弘扬"尊老爱幼""成人之美""济困扶危""患难与共"等传统美德,树立社会主义荣辱观具有重要的现实意义。

医学以人为研究对象,以追求人类健康为其出发点与终极目标。在中国传统伦理文化的浸润下,中医文化表现出浓厚的伦理特征和道德追求,"医乃仁术"便是对其的高度概括。李时珍在《本草纲目·序》中说:"夫医之为道,君子用之于卫生,而推之以济世,故称仁术。"医为仁术,突出了医学的伦理价值,强调良医是仁爱之心、高尚道德和精湛医术的高度统一。医生的职责首先是救治生命,而生命的价值是至高无上的。因此,医者首先必须具备敬畏生命、尊重生命的人道主义精神和济世救人的社会责任感。

在中医看来,"天覆地载,万物悉备,莫贵于人","人命至重,有贵千金"。医学的济世功能主要是通过治疗疾病、挽救生命来实现的。"不为良相,但为良医",医学就是要"使百姓无病,上下和亲,德泽下流,子孙无忧,传之后世,无有终时","上以疗君亲之疾,下以救贫贱之厄,中以保身长全,以养其生"。其次,医乃仁术,要求为医者具备仁爱情怀和高尚医德。"夫医者,非仁爱之士不可托也","无恒德者,不可以作医,人命死生之系"。另外,为医者还需要具备精湛的医术,"医为人使司命,不精则杀人",医术虽不是品德,但医术直接关系到病人的生死安危。"大医精诚"深刻揭示出了医为仁术的伦理追求,体现着真正的医者是高尚的医德与精湛医术的高度统一。

"医乃仁术"所体现的以德为崇的医学伦理规范,以德为医的高尚道德境界,以技为精的职业技能要求,以诚为美的医学道德风尚,不仅具有重要的医学伦理价值,而且对于提高当代中医大学生医学道德素养,培养具有高超的医术又具备高尚医德的高素质医学人才具有重要的现实意义。

中医文化不仅继承了传统文化中的和谐因素,而且进一步强化与深化了和谐观念对生命及健康的价值。在中医看来,天人合一,人与自然的和谐统一是维持生命和保持健康的基础。疾病的发生大多是由于人与自然的和谐关系失衡而致,"顺应自然,法天则地",追求人与自然的和谐相处成为中医治病养生的原则。同时,中医还认为,人体以五脏为中心,通过经络系统,把六腑、五体、五官、九窍、四肢百骸等联系在一起,构成一个表里相联、上下沟通、相互协调与和谐的统一整体,这种和谐统一是维系生命正常活动的基石。中医治疗以调整阴阳、调理脏腑、调和气血为原则,目的就是通过调理,使人体内部各部分之间保持一种和谐关系。另外,中医还十分注重社会环境及心理因素对健康的影响,认为保持和谐的人际关系与良好的心态对于健康与养生意义重大。中医文化蕴涵着丰富的和谐思想,挖掘中医文化和谐思想内核,并赋予时代精神,对于构建新型人际关系与和谐社会具有重要的借鉴价值。首先,在人与自然的关系中确立生态文明的理念,改变人们因过度索求而对自然环境大肆破坏的现状,寻求人与自然的和谐。中医文化强调的天人合一的和谐思想对于人们重新认识与反思人与自然的关系具有重要意义。在和谐社会的建设中,要充分体现中医文化的和谐思想,建设一个人与自然、传统与现代、物质文化与精神文化和谐统一的"和美"社会,来充分发挥社会环境的育人功能。其次,在人与人关系中确立协调发展的"人际和谐"理念,建设"和气社会"。当前社会,人们在处理人际关系方面总体上是好的,但也存在着自我意识过强、以个人为中心、缺乏合作意识与团队精神等不足之处。借鉴中医文化的和谐思想,积极倡导讲团结、讲和谐、讲合作的团队精神,形成宽厚友爱、风清气正的氛围,实现人与人之间的友好和谐,为创造和谐医患关系打下良好的基础。再次,在人与自我的关系中,确立健康发展的"身心和谐"理念,建设"和谐社会"。从中医文化中汲取身心和谐的理念,帮助我们正确认识自我,形成积极向上的乐观心态,对于促进身心健康乃至构建和谐社会具有积极意义。

三、中医道德特点及内涵

传统中医的道德内容是十分丰富的,值得我们学习和借鉴。但由于受社会道德的影响和制约,这种道德原则和规范还具有一定的历史局限性。我们应运用辩证唯物主义和历史唯物主义的观点做具体分析,以取其精华、去其糟粕,从而为新时期中医道德建设服务。

(一)中医道德特点

中医在几千年的发展过程中形成了自己的道德特点。"仁爱救人"是传统中医道德的基本原则,也是中医学在几千年的发展过程中形成的一个根本原则。"仁"本是中国古代儒家的一种含义极为广泛的道德范畴。孔子释"仁"为"爱人","仁者爱人,有礼者敬人。爱人者,人恒爱之;敬人者,人恒敬之。"

儒家提倡的"仁爱""民本"思想,对传统中医道德产生了深刻的影响。仁者,人也。《素问·宝命全形论》说:"天覆地载,万物悉备,莫贵于人。"说明在世界万物中,人是最宝贵的,"人命至重,有贵千金"。因此,作为社会动物而生存的人,最重要的是生的权利。人的生命有着重要的价值,有病则应千方百计地给予救治。"欲救人学医则可,欲谋利学医则不可",医术是"救命活人"的职业,要求医生既要对事业无限热爱,又要对生命高度仁爱。南齐时代梁阳泉《物理论·论医》中说:"夫医者,非仁爱之士,不可托也。"宋代林道《省心录·论医》篇说:"无恒德者,不可以作医,人命生死之系。"可见只有具备仁爱之心的人,才能成为值得信赖的医生。

"仁爱救人"作为传统中医道德的基本原则,归纳起来有以下四个方面的内容:一是对病人应抱有深刻的同情心。如"业作医师,为人司命,见诸苦恼,当兴悲悯"。二是对病人要一视同仁。如"无论病家大小贫富,有请便往,勿得延迟。"三是要尽量减少病人的痛苦。如清代医家徐灵胎说:"又有偶得一方,或五灰膏、三品一条枪之灰,罔顾人之极痛,一概用之,哀号欲死,全无怜悯之心。此等之人,不过欲欺人图利,即使能知一二,亦为私欲所汩没,安能奏功?"四是不应把病人作为药物的试验对象。"不论何病,总试以笼统不切之药",是不仁的行为。

(二)中医道德内涵

在中华文明发轫之初,我们的祖先开展医疗活动的同时,即"催生"了中医的原始医德。从传说中伏羲、神农的"尝百草、制九针",到张仲景的"勤求古训、博采众方"和孙思邈的"精勤不倦,大医精诚",乃至现代施今墨的一丝不苟和郭春园的无私奉献,中医医德从久远的古代孕生,经历代医家"言传身行"而不断传承演进,经久不衰,成为中医学术和中医事业持续向前发展的内在动力,内涵丰富而深远:

第一,谦虚好学,医术精湛。要实现"仁爱救人"的愿望,首先要有精湛的医术。历代医家把精通医理作为实现"仁爱救人"原则的一个基本条件。《回春录》说:"医者生人之

笔记栏

术也,医而无术,则不足生人。"医生本来是救人的,如学不精通,反而害人。因此要求医生不仅要精通医理,而且要博学明理,善于抓住要害。《万病回春》中提出了医生的学习要求,即通儒道,精脉理,识病原,知气运,明经络,识药性,会炮制。可见,医生既要有刻苦钻研,不耻下问的精神,又要有"博极医源,精勤不倦,不得道听途说,而言医道已了"的气概。只有这样,才能达到《医学集成》中所说"医之为道,非精不能明其理,非博不能至其约"的标准。为了提高医疗水平和增加治病手段,有的医家"昼耕夜读,手不释卷""白首之年,未尝释卷",经过努力,终成名医。如晋代皇甫谧四十二岁时,因风病半身不遂、耳聋,但他有"仁爱"的精神,并不因为自己身体不好而弃学,一心钻研针灸,精通医理,著成《针灸甲乙经》。

第二,认真谨慎,不畏艰辛。如果只有"仁爱救人"的思想,而没有认真谨慎、不畏艰辛的服务态度,那么,"仁爱救人"只能是一句空话。《本草类方》中说:"夫用药如用刑,误即便隔死生……盖人命一去不可复生,故须如此详谨,用药亦然。"意思是说医生犹如判官,可决定人之生死,所以来不得半点草率和马虎。即凡诊病施治,必须严肃认真,一丝不苟,切忌粗心大意,敷衍塞责。许多名医在为病人服务时,都能够谨慎认真,兢兢业业,专心致志,不畏艰辛。如元代名医朱震亨,只要有人请他看病,从不因为路途艰难或逢雨遇雪而推辞,他认为病人度日如年,医生怎能贪图安逸而不去救治呢?实际上,这种认真谨慎、不畏艰辛的医德与中医的学术思想是分不开的。中医在医疗过程中重视"精神"因素的作用,并将"七情"作为致病因素来对待。因此,治疗不仅要注意诊断和处方,也要注意病人的处境和心理状态,医生良好的服务态度是增强病人战胜疾病信心的主观力量。

第三,清廉纯正,庄重正派。"仁爱救人"是清廉纯正、庄重正派的思想基础,而清廉纯正、庄重正派又是"仁爱救人"的具体表现,概括起来有以下三点:一是不贪钱财。如三国时代江西名医董奉,不但精于医术,而且品行高尚,隐居庐山专为贫民治病,不取报酬。病人痊愈后,凡来感谢者,病轻的种杏树一棵,病重的种杏树五棵,待杏树成林,董奉又将杏换成粮食再接济贫民,获得了"杏林春暖"的赞誉。明代李梴在《医学入门》中说:"治病既愈,亦医家分内事也,纵守清囊,藉此治生,亦不可过取重索,但当听其所酬。如病家赤贫,一毫不取,尤见其仁且廉也。"二是不畏权势。如三国时代的华佗,"沛相陈珪举孝廉,太尉黄琬辟,皆不就",最后宁肯被曹操杀害也不愿步入仕途;晋代皇甫谧,朝廷屡次召他做官,皆不从;唐代孙思邈,统治者多次请他从政都遭拒绝;金代张从正,虽被金朝召入太医院供职,但看不惯宫医迎送长吏那种可耻风气而辞归。历代医家这种不畏权势的传统,正体现了孟子所强调的"富贵不能淫,贫贱不能移,威武不能屈"的"士大夫"精神。三是不迷女色。古代医家都强调医生绝不能借诊病之机调戏妇女。陈实功在"医家五戒十要"中规定:"凡视妇女及孀妇尼僧人等,必须侍者在旁,然后入房诊视,倘旁无伴,不可自看。"宋代何澄以自己的行动树立了榜样。据《医说》记载:"宣和间,有一士人抱病缠年,百治不瘥。有何澄善医,其妻请到,引入密室,告之曰:'妾以良人抱病日久,典卖殆尽,无以供医药,愿以身酬。'澄正色:'娘子何以出此言! 但放心,当为调治取效,切毋以此相污。'"在何澄的精心调治下,这位读书人很快病愈了。

第四,尊重同道,共同进步。古代医家提倡同行间要谦虚谨慎,互相学习,认为这是医生必须具备的道德品质。陈实功在"医家五戒十要"中指出:"凡乡井同道之士,不可生轻侮傲慢之心,切要谦和谨慎,年尊者恭敬之,有学者师事之,骄傲者逊让之,不及者荐拔之,如此自无谤怨,信和为贵也。"雷少逸在《时病论·医家嫉妒害人论》中说:"夫医以苏人之困,拯人之危,性命为重,功利为轻,而可稍存嫉妒哉……奉劝医者,毋怀妒忌。"可见,一切不以治病救人为动机和目的的行为,都是医学道德所不容的。

第五，传承精华，守正创新。医学需要在传承前人的基础上不断创新，才能够更好地服务于人民。如东汉张仲景对"各承家技，终始顺旧"这种不求创新的医学风气进行了尖锐的抨击，在撰用《素问》《九卷》《八十一难》《阴阳大论》《胎胪药录》并《平脉辨证》的基础上，结合自己的临床经验，创立了六经辨证理论体系，创制与保存了许多功效卓著的方剂，著成了《伤寒杂病论》这一对后世影响深远的中医经典。金代医家张从正，针对当时医者迎合病人喜服补药的心理而大谋私利，延误病情的医风，指出："夫补者人所喜，攻者人所恶，医者与其逆病人之心而不见用，不若顺病人之心而获利也，岂复计病人之死生乎？"从而立汗、吐、下三法，提出了治病重在祛邪的理论，发展了治法学说。又如清代名医王清任在研读《黄帝内经》时，发现其中关于解剖生理学方面的论述存在错误，冒判罪被杀之危险，坚持观察尸体，积极联系临床，终于在解剖学和临床医学上做出了重要的贡献。

❤ 思政元素

大医精诚，德艺双馨

　　唐代著名医药学家孙思邈的《大医精诚》是我国古代医德医风方面的重要文献，对后世影响深远，被誉为"东方的希波克拉底誓言"。

　　孙思邈认为，要成为大医，不但医术要精，如"夫大医之体……详察形候，纤毫勿失。处判针药，无得参差。虽曰病宜速救，要须临事不惑，唯当审谛覃思"，而且医德要诚，如"凡大医治病，必当安神定志，无欲无求，先发大慈恻隐之心，誓愿普救含灵之苦。若有疾厄来求救者，不得问其贵贱贫富，长幼妍媸，怨亲善友，华夷愚智，普同一等，皆如至亲之想。亦不得瞻前顾后，自虑吉凶，护惜身命。见彼苦恼，若己有之，深心凄怆，勿避险巇、昼夜、寒暑、饥渴、疲劳，一心赴救，无作功夫形迹之心"，"夫为医之法，不得多语调笑，谈谑喧哗，道说是非，议论人物，炫耀声名，訾毁诸医，自矜己德。偶然治瘥一病，则昂头戴面，而有自许之貌，谓天下无双，此医人之膏肓也"。

　　《大医精诚》中的上述思想，是中医药文化核心价值观的重要组成部分，至今仍然散发着耀眼的光辉。每个医生都应秉承"大医精诚"之心，以"德艺双馨"为追求，不断提升自身的道德修养和诊疗水平，全心全意为患者服务。

第三节　中医之美

　　中医源于文化，历史悠久，独具特色，其理论博大精深，其草木含灵吐秀，其治疗立竿见影，各美其美，美美与共。中医经千年而不衰，呵护中华民族的繁衍生息，让中华文明延续数千年，其机体表现出生机勃勃的自然美，令人沉浸其中，被中医之美震撼、感染。

一、医理之美

（一）阴平阳秘和合之美

　　1. 和合之内涵与阴平阳秘　从学科属性来说，美学是属于哲学性质的科学，哲学是人们认识自然界万事万物发生、发展及变化规律的方法论和世界观，美学是世界观之中的审美观、艺术观的系统化和理论化。也就是说美学的形成与发展也必须以哲学、心理学、伦理学为基础。作为中医学哲学基础的阴阳学说，充分体现了中医的和合之美。

《素问·生气通天论》把阴阳和合的关系直接描述为："阴平阳秘,精神乃治。"阴阳协调平衡而和谐,则美在其中。关于阳的功能和刚健之美在《周易·乾文言》有云:"潜龙勿用,阳气潜藏。""乾始能以美利利天下,不言所利,大矣哉!大哉乾乎!刚健中正,纯粹精也。"而对于阴的和合之美在《周易·坤文言》曰:"阴虽有美,含之以从王事,弗敢成也。"阴与阳这一对对立的双方既对立制约,又互根互用,从而达到美的境界。这就是《坤文言》所说:"正位居体,美在其中,而畅于四支,发于事业,美之至也。"

阴平阳秘的和合之美在人体表现为人与自然的和谐,以及人体自身功能活动的协调平衡。正如《素问·六节脏象论》所说:"天食人以五气,地食人以五味。五气入鼻,藏于心肺,上使五色修明,音声能彰。五味入口,藏于肠胃,味有所藏,以养五脏气。气和而生,津液相成,神乃自生。"

2. 和合之美的体现形式是阴阳交感　黑格尔提出"美是理念的感性显现"。宋代周敦颐《太极图说》中提到,(阴阳)二气交感,化生万物。万物的化生源于阴阳之间的相互作用,这一哲学思想始自先秦诸家,如《荀子·礼记》说:"天地合而万物生,阴阳接而变化起。"《易传·咸》说:"咸,感也。柔上而刚下,(阴阳)二气感应以相与。"又说:"天地感而万物化生。"阴阳交互感应是阴阳和合的体现形式,自然界万事万物的产生都离不开阴阳之间的交感。《易传》引申到雌雄男女二性之精的结合,生命体的产生和代代相传。正如《素问·天元纪大论》所说:"在天为气,在地成形,形气相感而化生万物矣。"又说:"天有阴阳,地亦有阴阳……动静相召,上下相临,阴阳相错,而变由生也。"《素问·六微旨大论》亦说:"天气下降,气流于地;地气上升,气腾于天,故高下相召,升降相因,而变作矣。"其中的"相感""相召""相错""相因"等,皆是指天地阴阳二气相互感应交合之义。人亦不例外,亦是在自然界万物化生中所产生。故《易传·系辞下》说:"天地氤氲,万物化醇。男女构精,万物化生。"这种阴阳二气的感性显现通过交互感应表现出来,正是美学的基本理念。

3. 和合之美的发生基础是阴阳互藏　在西方美学史上,狄德罗在《美之根源及性质的哲学的研究》中提出了一套较为完整的"美在关系说"的理论。德国古典主义者康德也注重事物之间的联系性,他在《宇宙发展史概论》中指出:"在自然界的整个范围内,一切事物都为永恒的和谐依次联系形成一个连续不断的序列,这永恒的和谐使所有的环节彼此发生了关系。"这种美学思想带有重整体和联系的辩证内涵。《类经·运气类》说:"天本阳也,然阳中有阴;地本阴也,然阴中有阳。此阴阳互藏之道。"阴阳互藏是古代哲学朴素自然观的体现与总结,完美地诠释了"美在关系"这种美学思想的内涵。宇宙自然界的万物,其性质不同而有别,其形态、色泽、动静、发展趋势、运动形式等表现亦有所不同,此皆由于万物所禀受和互含的阴阳之气的多少和差异所致。诚如《春秋繁露·基义》所说:"物莫无合,而合各有阴阳。阳兼于阴,阴兼于阳。"《朱子语类·卷九十四》亦说:"统言阴阳只是两端,而阴中自分阴阳,阳中亦有阴阳。乾道成男,坤道成女。男虽属阳,而不可谓其无阴;女虽属阴,亦不可谓其无阳。"

4. 和合之美是通过阴阳对立制约而实现　《素问·阴阳应象大论》说:"水为阴,火为阳;阳为气,阴为味。"《素问·阴阳离合论》亦说:"天为阳,地为阴;日为阳,月为阴。"其他如上与下、左与右、动与静、出与入、升与降,以及昼与夜、明与暗、寒与热等等,皆说明阴阳之间相互对立之基本属性。不仅无生命的事物具有阴阳对立的属性,就是有生命的事物亦不例外。如《素问·生气通天论》说:"生之本,本于阴阳。"即是说,一切生命现象的存在,都本源于自身阴阳的对立统一矛盾运动,人作为生命体,亦是如此。故《素问·宝命全形论》进一步指出:"人生有形,不离阴阳。"

中医学认为,疾病的发生是致病因素(邪)和抗病能力(正)相互制约、相互对抗的过程。邪和正是对立的、相互抑制的。一般来说,阳邪亢盛则阴液受损,表现为"阳胜则阴病";阴邪亢盛则阳气被抑,表现为"阴胜则阳病";阳气旺盛则阴邪不易侵犯;阴液不亏则阳邪也较难为害。邪正之间始终体现着阴阳的对立制约关系。又如机体功能的兴奋与抑制、代谢过程中的分解与合成等过程,在很多情况下也表现为阴阳矛盾的对立制约关系。兴奋属阳,抑制属阴;分解属阳,合成则属阴。若兴奋或分解过程亢奋,则阳盛阴弱,抑制与合成过程亦减弱;兴奋或分解过程较弱,则阳弱阴强,其抑制和合成过程则可表现为相对亢盛。反之,若抑制或合成过程亢盛,则阴盛而阳弱,其兴奋和分解过程亦表现不足;若抑制或合成过程不足,则阴弱而阳强,其兴奋和分解过程则可表现为相对亢奋。这种阴阳之间的对立制约维持了人体各种功能活动的动态平衡,从而反映出来阴阳和合之美的基本思想。

5. 人体脏腑之体用和谐是和合之美的表现形式 一般来说,脏腑之体和脏腑之用分别代表了阴与阳的两种属性。比如肝主疏泄、主藏血之功用属于阳的属性,而肝血、肝脏器质则属阴。肝的生理特性是体阴而用阳,只有肝血充足濡养肝脏,才能保证肝气升、动、散运动正常而发挥疏泄之用,并通过阴对阳的制约保证肝气条达顺畅,不至于出现郁滞或亢盛化火的病理状态。此外,《素问·阴阳应象大论》说:"清阳出上窍,浊阴出下窍;清阳发腠理,浊阴走五脏;清阳实四肢,浊阴归六腑。"即是说,凡属轻清的物质则属阳,重浊的物质则属阴,故人体之阳,即是体内轻清之气,它既可以营养和充实四肢,又可以经由皮肤、肌腠或上窍(口、鼻)而发散;而人体之阴,则是体内较为重浊的物质,它既可以储藏于五脏,也可以经由六腑,通过下窍(尿道、肛门)而排出体外。由此说明,人体的生命活动是依靠阴阳二气的和谐之性而维持的,这种阴阳和合的内容完美地体现了美学的基本思想。

(二)辨证论治机变之美

1. 辨证以求真 纵观历史,中医学从医学的角度为中国传统哲学、思维方式等美学层面上的学科提供了丰富的素材,辨证论治就是一个典型的案例。辨证论治是中医学的基本特点之一,它强调的是从错综复杂的疾病各种表现于外的临床表现的症状和体征之中,运用中医学诊察疾病的望、闻、问、切四种方法,辨别疾病的病因、病位、病性以及病势等具体内容,找到这些疾病的本质之后,从而进一步来讨论治疗的原则和治疗方法。《素问·阴阳应象大论》有云:"善诊者,察色按脉,先别阴阳,审清浊,而知部分。视喘息,听音声,而知所苦。观权衡规矩,而知病所主。按尺寸,观浮沉滑涩,而知病所生。以治无过,以诊则不失矣。"这种临床思维方式强调的是通过诊察患者的病情,寻找出疾病的本质,做出正确的辨证,诊断清楚才能治疗准确,求源求真。辨证的过程就是获取客观的病况变化,充分体现了美学求真的内涵。

2. 论治以求善 宋代《太平圣惠方》提出"为医之道,尽善尽美",而论治的目的就是恢复机体平衡、协调、和谐的内环境,充分体现了美学求善的思想,并通过治疗"证"而达到治愈疾病的目的,这是美学机变之特性的表现。中医学论治思想的核心在于透过临床症状和体征来探究病因病机等疾病的本质,通过把握住人体反应状态的主要矛盾,并运用"谨察阴阳所在而调之,以平为期"(《素问·至真要大论》)动态平衡的理论去调控其失衡的病证,结合各种具体治疗手段,比如中药、针灸、按摩、气功等等,重新建立起机体新的功能协调、和谐的动态平衡,达到促使疾病向愈的目的,反映出中医治疗疾病是本着灵活机变的原则而去解决疾病的。根据阴阳偏盛、偏衰等不同失调的类型,治以损其有余,补其不足而重塑机体的健康,由此可以体现出论治思想的求善之美。

总之,辨证论治的机变之美,突出了中医学以人为本的核心思想,不论是辨证以求真,还是论治以求善,在哲学层次上赋予了美学以新的内涵。

（三）中医语言综合之美

中医语言深受中国古典文学熏染,言而有文,神韵盎然。在论医析理之际,不忘给人以美的感受。有学者认为中医语言具有节律美、简洁美、含蓄美、通俗美的综合特点。

《黄帝内经》是中医学理论的奠基之作。它在叙述和阐发理论时,长短错落的散文句子中融合进韵律和谐的韵文,在遣词造句中有如文学作品的追求节律美。如《素问·阴阳应象大论》有云:"阴阳者,天地之道也,万物之纲纪,变化之父母,生杀之本始,神明之府也,治病必求之本。"《黄帝内经》类似于上述这段文字的表述方式有很多,从语言形式来说,层层递进的、语句对仗的节律,这种表述方式也是一种美,属于美学中审美观的内容。再如中医治法之"汗、吐、下、和、温、清、消、补"八法,寥寥数字道出了中医治法的精髓和灵魂,简洁的理论背后,有着惊人的内涵和运动形式,并产生了被简洁的神奇性所吸引的美感,这是简洁美的形象写照。再如《伤寒杂病论》中肺死脏脉"弱如葱叶",葱叶的形状乃外薄中空而柔弱,通俗形象地表达出肺死脏脉浮则虚微无力,沉取则散漫无根之象。其描述通俗形象易懂,这既是中医语言中的一个特色,也呈现通俗之美。

二、医术之美

（一）中药之美

1. 中药形质之美　中药有花果草木、飞禽走兽、丹石黄土,甚至泉瀑雨雪皆可入药,色彩缤纷、形态各异,呈现自然之美。如花有菊花、槐花、玫瑰花、合欢花等,这些花可供人们观赏绽放其自然之美,配入方剂经人服用后又是治病良药,真可谓内外皆美;果有枳实、山楂、五味子、女贞子等,很多果实类药物也可作为食物,如成语"望梅止渴"故事中的青梅,生津止渴,药食同源;草有金钱草、益母草、车前草、白花蛇舌草等,这些草本植物生长在田间地头日常生活中看起来平淡无奇,可是在治病时却可以发挥巨大的作用,同时这些药草多对生长环境要求不高、价格低廉,就如白居易的诗《草》中赞颂的一样,"野火烧不尽,春风吹又生",小小的野草有着顽强的生命力,为广大民众谋福利;木有桂枝、桑枝、杜仲、沉香等,树木有参天之势,矗立挺拔于天地之间,树木在人类生活中发挥着重要作用,同样也是中药不可或缺的组成之一,树根、树干、树枝、树皮、树叶皆有入药;动物类药有麝香、鹿茸、羚羊角、阿胶等,动物是人类的好伙伴,古人驯化动物为人类服务,农耕、狩猎、餐食都离不开,动物类药物为血肉有情之物,在强筋健骨、补髓填精方面发挥着不可替代的作用;矿物类药有石膏、芒硝、代赭石、灶心土等,这些药物质地坚硬沉重,多数为自然界经过数万年的沉淀凝聚所成,有其不可撼动之势,为平肝潜阳、镇惊安神之良药。

中药色彩缤纷,有赏心悦目之美。如红色的有红花、赤芍、丹参等;黄色的有黄柏、黄连、黄芩、大黄等;青色的有青皮、青蒿、青黛、大青叶等;白色的有白术、白芷、白及等;黑色的有黑豆、黑丑、黑芝麻等;紫色的有紫草、紫花地丁等。中药五味俱全,如酸味的有山楂、乌梅、五味子等;苦味的有黄芩、黄连、龙胆等;甘味的有人参、大枣、山药等;辛味的有桂枝、紫苏、干姜等;咸味的有牡蛎、鳖甲、芒硝等。

2. 中药药名之美　中药源于自然、品种众多,不少中药名字极美、极富想象力,如明代名医张景岳提出"药中四维":"夫人参、熟地、附子、大黄,实乃药中之四维……人参、熟地者,治世之良相也;附子、大黄者,乱世之良将也。"其中对中药的描述栩栩如生,形象生动,令人难忘。

中药药名包含了形态、气味、颜色、功用、产地、药用部分、采收季节等诸方面的特征,有自然特性之美又有人文情怀之美。如以形态命名的牛膝,因其茎节粗而膨出,状似牛的膝关节而得名;白头翁则以其近根处有白茸,状似白头老翁而得名;狗脊的根上有金黄色的茸毛,酷似狗脊而得名。以气味命名的鱼腥草因其叶具有鱼腥味而得名;麝香、丁香、藿香、降香均以香味而得名。李时珍在《本草纲目》里说:"芍药,犹绰约也。绰约,美好貌。此草花容绰约,故以为名。"百合被古人视为"百年好合""百事合意"的吉兆,还被誉为"云裳仙子"。南宋诗人陆游赞美它:"方兰移取遍中林,余地何妨种玉簪。更乞两丛香百合,老翁七十尚童心。"中药名在古人的诗词中时常被引用,相传辛弃疾新婚不久便赴前线抗金杀敌,疆场夜静之余,用药名给妻子写了这首《满庭芳·静夜思》:"云母屏开,珍珠帘闭,防风吹散沉香。离情抑郁,金缕织硫黄。柏影桂枝交映,从容起,弄水银堂。连翘首,惊过半夏,凉透薄荷裳。一钩藤上月,寻常山夜,梦宿沙场。早已轻粉黛,独活空房。欲续断弦未得,乌头白,最苦参商。当归也!茱萸熟,地老菊花黄"。词中用了 25 个中药名,来表达自己的无限思念之情。再如有趣的药名四季歌"春风和煦满常山,芍药天麻及牡丹;远志去寻使君子,当归何必问泽兰。端阳半夏五月天,菖蒲制酒乐半年;庭前娇女红娘子,笑与槟榔同采莲。秋菊开花遍地黄,一日雨露一茴香;牧童去取国公酒,醉到天南星大光。冬来无处可防风,白芷糊窗一层层;待到雪消阳起石,门外户悬白头翁"。

（二）方剂之美

1. 剂名之美　中医方剂命名很多来自对自然现象的直接或间接取象,如"大青龙汤"形容其发汗功效犹如青龙布雨之势,用于外感风寒兼里热。"真武汤"又名"玄武汤",玄武为传说中北方镇水神兽,真武汤即为治疗水饮为患的重要方剂。"白虎汤",白虎也为古代神兽之一,居西方,主清凉肃降之气,对应于肺脏,故白虎汤为治疗肺热炽盛良剂。"济川煎",形容其补虚通便之功犹如济河川之水以行舟车之意,用于肾虚便秘。"玉屏风散",人体之表即御邪之藩篱,因其功用似屏障,且又珍贵如玉,故治疗表虚自汗的名方为"玉屏风散"。"泰山磐石散",取其犹如泰山磐石般稳固之意,具有益气健脾、养血安胎之功用,多用于堕胎、滑胎之疾。"失笑散"具有活血祛瘀、散结止痛之功,瘀血停阻的患者多有疼痛之苦,服药之后病痛在不知不觉得以悉除,不觉欣然失笑,故有其名。"二至丸",二至指冬至和夏至两个节气,本方由墨旱莲和女贞子两味药物组成,墨旱莲为草本植物,盛夏时茎叶繁茂,叶黑汁足,所以夏至日采集最佳;女贞子其木隆冬不凋,冬至日果实熟透,味全气厚,此时采集为佳。方以二药最佳采集时间命名,故名"二至丸"。"七宝美髯丹","七宝"是指方中有七味药物,益肝补肾,功效如宝;"美髯"指须发乌黑润泽,三国时期名将关羽因须长而黑,有"美髯公"之称。"七宝美髯丹"喻服本方后,能使肝肾精血充足,发乌髯美,神悦体健。"四君子汤",本方由人参、白术、茯苓、炙甘草四味药物组成,"君子",古时泛称才德出众之人,方中四味药物皆平和之品,不偏不盛,不热不燥,补而不峻,益而无害,取古语"君子致中和"之义,故名"四君子汤",是治疗脾胃虚弱的基础方。

这些方剂名称源于古代文化,结合于历史传说、四时节气、实践活动等,极具文学色彩,使方剂形象跃然纸上、方剂作用了然心中,有通俗之美。

2. 配伍之美　用药如用兵,用兵有兵法,方剂经过有目的的配伍之法,如君臣佐使,使其成为一个有机的整体,药物各要素之间才会产生动静、刚柔相互作用,从而产生方剂的结构感、层次感、整体感,均呈现出一种秩序的和谐之美。

如君臣佐使原指君主、臣僚、僚佐、使者四种人分别起着不同的作用。在方剂配伍中则指各味药的不同作用，《素问·至真要大论》说："主病之谓君，佐君之谓臣，应臣之谓使。"如疏肝理气名方"逍遥散"，该方方名即美，肝气郁结的病人多情绪低落，胸胁憋闷不适，服方药后气机舒畅，情志调达，方名意取犹如神仙一般逍遥自在。方剂配伍体现君臣佐使精准巧妙配合之美，方中柴胡疏肝解郁，使肝气得以调达，为君药。当归甘辛苦温，养血和血；白芍酸苦微寒，养血敛阴，柔肝缓急，为臣药。白术、茯苓健脾去湿，使运化有权，气血有源，炙甘草益气补中，缓肝之急，为佐药。用法中加入薄荷少许，疏散郁遏之气，透达肝经郁热；烧生姜温胃和中，为使药。诸药共用共同达到疏肝解郁，养血健脾之功效。各味药物分属君臣佐使，体现出结构的和谐之美。

（三）技艺之美

1. 中医诊断之美　望、闻、问、切四诊从不同角度诊察人体，蕴含着生命整体之美、人类洞察睿智之美。《难经》曰："望而知之谓之神，闻而知之谓之圣，问而知之谓之工，切脉而知之谓之巧。"望诊中五色光明润泽为善色，古人形容为"青如翠羽、赤如鸡冠、黄如蟹腹、白如豕膏、黑如乌羽"，取自然之美形象刻画人体征象。闻诊中以五音（角、徵、宫、商、羽）音律之美来诊疗。问诊有《十问歌》："一问寒热二问汗，三问头身四问便，五问饮食六胸腹，七聋八渴俱当辨，九因脉色察阴阳，十从气味章神见。"脉诊中脉象特征包罗万象，滑脉"如盘走珠"，浮脉"如水漂木"，涩脉"如轻刀刮竹"，洪脉"状若波涛汹涌"，弦脉"如按琴弦"。基于象思维的大量比喻应用，使中医传承的过程中充满了意象之美。如《素问·脉要精微论》对望诊的描述："赤欲如白裹朱，不欲如赭"，用"如白裹朱"代表预后良好，而"赭"代表预后不良的色泽。如《灵枢·经脉》描述十二经是动所生病，其中肾经有"心惕惕如人将捕之"的比喻，活灵活现地将心悸症状患者的主观感受表达出来。再如《温病条辨·下焦》对"湿"的不同状态进行了描述："湿之为物也，在天之阳时为雨露，阴时为霜雪。在山为泉，在川为水，包含于土中者为湿。"从自然界与人体有机统一的角度，给予读者美学的直观感受。

2. 中医手法之美　中医治疗手法形式多样，充满劳动人民心灵手巧智慧之美。针灸疗法起源于新石器时代，是利用针刺与艾灸进行治疗，控针得气，提插捻转，手法"强而不猛，迅而不燥，轻而不飘，和而不滞"。推拿既有在体表的按摩搓揉手法，又有举手投足的肢体活动，巧生于内，手随心转，法从手出，做到"准""柔""巧""松"。正骨有"摸、接、端、提、推、拿、按、摩"八法。刮痧器具可以选用边缘光滑的嫩竹板、瓷器片、小汤匙、铜钱、硬币等，在体表进行反复刮动、摩擦，使皮肤局部出现红色粟粒状或黯红色出血点等"出痧"变化，从而达到行气活血、祛邪排毒的目的。华佗擅长外科手术，被誉为"外科鼻祖"，他发明了全身麻醉药"麻沸散"，并首创剖腹术。砭术又称砭石疗法，点法需采用砭具刺激穴位点，熨法需熨其外而不能灼其皮肤，摩法不能振动骨骼深部。砭之用，首在于热，人生则热，死则冷，病每起于冷热不调，砭术多以热救之。中药方剂治法之美除组方用药外，于剂型之运用亦有独到之处。元代王好古《汤液本草·东垣先生用药心法》曰："汤者，荡也，去大病用之；散者，散也，去急病用之；丸者，缓也——舒缓而治之"，简明扼要地论述了汤剂、散剂、丸剂的不同作用，又取其谐音，将剂型之名与功用巧妙结合，同具剂型、效用与音韵之美。

中医之美，美在中医之德的至善求真，美在中医之理的和谐融洽，美在中医之术的微妙精湛。作为当代大学生，要坚定中医药文化自信，提高审美素质，培养创造美的能力，不断感悟中医之美、弘扬中医之美。

学习小结

1. 学习内容

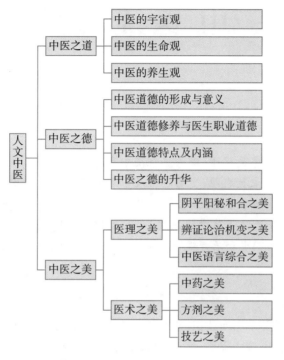

2. 学习方法　通过课堂学习和课堂讨论,在理解的基础上掌握中医的宇宙观、生命观以及养生观,结合中医医德体系的形成过程,理解中医文化的"仁术"思想在中医职业道德中的重要性。通过实际案例的学习,正确把握中医之术在临床实践中的运用。

● (王　彤　侯俊林　王朝阳　雍小嘉)

扫一扫,
测一测

复习思考题

1. 中医的宇宙观包括哪些内容?
2. 中医的生命观包括哪些内容?
3. 中医的养生观包括哪些内容?
4. 传统中医道德的基本原则是什么?具体包括哪几个方面内容?
5. 中医道德的内涵是什么?
6. 中医的医理之美主要包括哪些内容?

第五章

中 医 思 维

学习目标

1. 掌握整体思维、象数思维、变易思维及中和思维的含义；

2. 了解整体思维、象数思维、变易思维及中和思维在中医学中的应用：整体思维在人体生理、病变及疾病防治中的应用，象数思维在脏象经络理论、病因病机理论、诊断、运气发病、疾病防治及选方用药中的应用，变易思维在阴阳变易、五行变易中的体现及在中医学的生命观、疾病观和治疗观中的应用，以及中和思维在人的生命、健康、疾病认识中的应用。

中医思维是中医学关于如何认识、研究人的生命、健康和疾病的立场、观点、方法的思想体系。在中国传统文化土壤中孕育、发展起来的中医学，从其学术体系的构建到之后的发展，从理论研究到临床实践，始终贯穿着独特的思维方式。中医学的思维方式不仅为中医理论的建立奠定了方法学的基础，也为中医临床实践提供了方法论的指导，并决定了中医学的发展方向。中医学的科学研究和创新都离不开其原创思维方法的指导。只有遵循中医学自身规律和思维方式，才能不断发展弘扬中医学。在中医学的认知方法中，体现着整体思维、象数思维、变易思维、中和思维等多种思维方式。

第一节 整 体 思 维

整体思维是中国传统思维方式的重要内容，对于中华文化的发展具有深远的影响，它渗透于哲学、农业、医学、道德、宗教等各个领域，贯穿于人们的社会实践和生产活动的始终。

一、整体思维的含义

整体，是指整个集体或事物的统一性、联系性和完整性的总称。整体思维，就是用统一、联系的立场、观点和方法来认识、分析、研究及处理事物的一种思维方式。整体思维认为，世界是一个统一的整体，各个事物本身也是一个整体，它不但与其他事物相互联系、相互作用，且事物内部各要素之间也具有普遍关联性。

整体思维，早在《周易》中就有较为完整的阐述，如《易传·系辞上》云："易有太极，是生两仪，两仪生四象，四象生八卦。"提出世界是一个"生生之谓易"的有机整体，自然界一切事物都是一气相通的，一切自然和社会事物或现象皆可纳入阴爻、阳爻组成的六十四卦系统，并通过自我调节，达到自身协调稳定的"常道"。《易传·系辞下》又云："易之为书也，广大悉备，有天道焉，有地道焉，有人道焉。兼三才之道而两之，故六。六者非它也，三才之道也。"可见，保持天与人的一致性，追求天人的统一和谐，是《周易》整体思维的核心观点。基于《周易》三才之道，《老子》以"道"为枢纽，认为"道"是万物的根本，是支配万物的总规律，如《道德经·二十五章》云："人法地，地法天，天法道，道法自然。"庄子在老子的基础上，也提出"天地与我并生，而万物与我为一"（《庄子·齐物论》）的整体思想。孔子在《论语·阳货》中提出："天何言哉？四时行焉，百物生焉，天何言哉！"董仲舒《春秋繁露·深察名号》云："天人之际，合而为一。"以上各家均认为天与人是有区别的，但又是息息相关、不可分割的有机统一体，自然界四时、万物是人赖以生存的基础，人来源于自然，依赖于自然。到宋代，整体思维以"理"来概括，形成了"无极→太极→阴阳两仪→五行四时→无穷万物"的宇宙整体观，并且从社会伦理范畴提出"天地之性"与"气质之性"的对立统一，以保持社会系统与自然系统的整体统一。

先贤基于对万物系统整体的关联性认知，产生了"天人合一"这一中国古代重要的哲学思想。天人合一，提出天、地、人同源同构同律，相参相应。此思想源自道家，认为天地万物与人有着统一的本源、结构，其规律和法则相通相应。中医典籍《黄帝内经》以此建立了"天地人三才一体"的整体医学模式，结合季节气候、地理环境、生活习惯、心理社会等多方面，认识人的生理、病变，并指导养生、康复以及疾病的诊断、防治等。如《素问·著至教论》云："子知医之道乎……而道上知天文，下知地理，中知人事，可以长久。"

二、整体思维在中医学中的应用

中医学作为中国传统文化的重要组成部分，其形成与发展过程必然受整体思维的影响，中医学对人的生理、病理、养生、治疗等的认识都体现了整体思维的特征。

（一）对生理的整体性认识

1. 人自身的整体性　中医学在整体思维的指导下，强调人是一个有机整体，人体各部分的结构及功能相互联系、协调统一。人体是由脏腑（心、小肠、肝、胆等）、形体（皮、肉、脉等）、官窍（目、口、耳等）、经络及运行于其中的气血等精微物质组合而成的。任何局部都是人体整体不可分割的一个部分，以保证机体的完整性；同时各脏腑、官窍等均有着各自不同的功能，不同功能之间又相互影响、相互关联，这些功能也都属于整体功能的一部分，从而形成了人的结构和功能的整体统一性。

在人的结构与功能的整体中，以五脏为中心，将人体外在的形体官窍分别归属于五脏，进而分成了五个生理子系统。如心、小肠、舌、面、脉等构成的心系统。五脏系统间，借助阴阳学说、五行学说的原理和方法，形成了各脏腑功能之间相互对立、互根、消长、转化及相生、相克等错综的关系。这一分类及认识正是整体思维的体现。

此外，人是躯体生理和精神心理的统一整体。心理和躯体生理是人体的两大基本功能，心身之间相互依赖、相互影响、相互协同，人的生命活动正是心理和躯体的有机协调与统一。

2. 人与环境的整体性　中医学强调人与环境的统一性，创立了天地人三才合一的整体医学理念。人与自然环境是密切关联的整体，《黄帝内经》有"生气通天"之说。如《灵枢·岁露》说："人与天地相参也，与日月相应也。"强调人与自然环境的密切关系。人生活在自然环境里，自然环境是人类赖以生存的必要条件，外界环境的变化可以影响人的功能活动，并能促使机体做出适应性调节。这正是中医学的生态医学雏形。

自然界在一年间呈现气候的规律性变化，即春温、夏热、秋凉、冬寒。自然界的生物也表现出春生、夏长、秋收、冬藏等相应的变化过程，人也表现出相应的适应性调节。如《灵枢·五癃津液别》说："天暑衣厚则腠理开，故汗出……天寒则腠理闭，气湿不行，水下流于膀胱，则为溺与气。"就人的脉象而言，常随着季节气候的变化而表现不同。又如，一年四季中，青少年的生长发育速度也不同,一般春夏身高的增长速度较秋冬为快。

昼夜变化也对人产生一定的作用。自然界昼夜的寒温、动静变化及规律性更替,使人的功能也产生了类似的节律性变化,以适应环境的改变。如《素问·生气通天论》指出:"故阳气者,一日而主外,平旦人气生,日中而阳气隆,日西而阳气已虚,气门乃闭。"正是人的阳气活动呈现出规律性的昼夜波动,天人相应,而形成"日出而作,日落而息"的生活节律。

地域环境是人类生存的环境之一,包括地域性气候、地势地貌、水土地质、风俗习惯等。地域环境的不同,在一定程度上也能影响人,若长期生活在某种地域环境之中,可影响人的体质形成。如江南多湿热,人体腠理多疏松;北方多燥寒,人体腠理多致密。人生活在不同的地理环境中,受环境的长期影响,也会逐渐表现出某些适应性的变化。

同时,人有社会属性,人的生命活动不可避免地受到社会环境的影响,表现出人与社会环境的整体统一性。如良好的社会环境,健康向上的社会风气,和谐稳定的社会秩序,融洽的人际关系,有力的社会支撑,可使人精神振奋,勇于进取,有利于身心健康。

(二)对病变的整体性认识

1. 人体病变的整体性　基于人的局部和整体的统一性认识,中医分析疾病发生发展机制时,将人的局部病变与整体情况相结合,重视局部病变所反映的整体失调状态,及局部病变对整体的影响。一般而言,某一局部的病理变化与全身脏腑、气血、阴阳的虚实盛衰有关。当诊察病人时,根据整体联系,从易于观察的五官、形体、色脉等外在表现,"司外揣内",了解内在脏腑的病变情况,从而对患者做出诊断。如:舌尖红肿溃疡,多由于心火旺引发;小儿的生长发育迟缓,多由于肾精亏虚引发等。

同时,由于各脏腑的关联性,可借助阴阳学说、五行学说的原理,对疾病的发展趋势和进一步的传变做出预测。如肺病可引发心病,肝病易传与脾等。

另外,躯体生理和精神心理的整体统一性,使身、心在病理上常相互影响。脏腑精气血津液的形体病变,可引起精神活动的失常,如心血不足者健忘,肝气上逆者易怒;反之,情志过激会成为病因,导致脏腑精气血津液的形体病变,如长期思虑不解可致脾胃功能失调而食欲不振等。

2. 环境对疾病影响的整体性　由于自然环境可影响人,若人能适应其变化,则不生病;若气候变化太过,超出了人体的适应能力,或人体的适应调节能力失常,不能对环境变化做出适应性调节,则会导致疾病发生。如夏季过热,易导致中暑;冬天太过寒冷,或人体抗寒能力下降,多引发哮喘、关节疼痛等寒性病变;秋天过于干燥,易于伤肺引发燥咳等。

昼夜晨昏的变化,可影响人体的生理,失于适应,亦可导致疾病发生。如按照人体昼夜相适应的作息规律,夜晚属阴,宜安静入眠修养;白天属阳,宜活动身心。故长期熬夜易伤精气。又如昼夜变化可影响人的病理,呈现昼轻夜重的疾病变化。

地域环境也影响发病。长期居住某种地域环境,人体会对之有适应,一旦易地而居,环境突然改变,许多人会感到不适应,有的甚至会生病,习惯称为"水土不服"。另外长期生活地区的水土、饮食习惯也会导致疾病的发生,如地方性甲状腺肿、区域性结石等具有明显地域性的疾病的发生。个人生活、工作环境对人体长期产生不良作用也常导致疾病的发生,如久居寒湿地或渔业工作者多发关节痹证等。

不良的社会环境,可影响精神心理,如长期处于焦虑、紧张、恐惧的精神状态,常导致身心疾病的产生;剧烈变动的社会环境对人的心身功能的影响更大。另外,社会地位和经济基础的剧烈变化,严重的生活事件等,易破坏人的生理和心理协调而致病。

(三)对疾病防治的整体性认识

疾病的防治,需注重人的整体性。对于局部病变,中医常着眼于整体进行调治。如"肾主骨"，故临床治疗骨发育不良、骨折等病变时，补益肾精可以取得满意疗效。在调治某一脏腑时，也常同时进行相关脏腑的调治，所谓"见肝之病，知肝传脾，当先实脾"（《金匮要略·脏腑经络先后病脉证》）。另外，中医"形与神俱"（《素问·上古天真论》）的身心并养的养生原则、"补母泻子""抑强扶弱"的五行治疗原则都是整体思维的体现。

疾病的防治，还须考虑环境对人体的影响。如"顺应自然""因时制宜""因地制宜"等防治原则，均是在整体思维指导下确立的。由于人的脏腑与季节的整体对应关系，中医学提出了五季养五脏的养生原则：春季养肝，夏季养心，长夏养脾，秋季养肺，冬季养肾。不同季节应因时制宜，如夏天天气炎热，应少用热性的食物药物，避免助热，即"用热远热"；情绪宜平和，避免过于急躁，做到"心静自然凉"。但对于阳气不足、抗寒能力低下的人，虽然易在冬季发病，却可在夏季用温热的药物，以增强其抗寒能力，如此，则冬日病减，此即中医"冬病夏治"的具体应用。不同地域环境下的养生应因地制宜，如东南沿海地区养生防治宜以多祛湿、少滋腻为原则；西北沙漠地区养生防治宜以多滋润、少燥湿为原则。

另外，中医临床组方用药以及针灸取穴配伍等，也蕴含着整体思维的精髓。方剂是由药物组成的一个有机整体，方内药物共同作用，基于脏腑功能相关性的整体调节，对机体发挥整体调节的综合效应。其组方配伍，强调方剂的君臣佐使配伍的组方整体性；其作用途径，强调对人体的整体调节；其治疗功效，强调方剂内药物相互协调作用的整体疗效最佳。如医圣张仲景创立的治疗外感风寒表实证的代表方——麻黄汤，方中以麻黄祛肌表风寒之邪，居首功为君药；桂枝助君药麻黄发汗解表为臣药；佐以杏仁，与麻黄配伍，增强其平喘之力，为佐药；甘草调和诸药，为使药。四药合用，君臣佐使配伍精当，发挥整体疗效。针灸治疗亦需要整体调节，穴位之间配合使用发挥疗效，如针灸治疗脾气下陷引发内脏下垂，常以脾俞、足三里、气海、百会等穴配合使用，发挥益气补虚、升阳举陷的功效。

第二节 象 数 思 维

象数思维是中国传统文化中颇具特色的思维方式，集中体现在《周易》中。这种思维方法逐渐渗透到中华民族文化中的各个领域，并对中医学的形成与发展起到重要的推动作用。

一、象数思维的含义

（一）象的含义

从发生学的角度看，象最初是作为事物的相似性而衍生出来的，诚如《易传·系辞下》云："象也者，像此者也。"而将"象"转换为一种文化符号，则和殷周两代捕捉宇宙信息的主要方式——龟卜与筮占相关。在中国传统文化中，凡山川风物、日月星辰乃至人的气色脉息，都可称为象；被视为万物本原基始动力的道，也可称之为象。总之，象所涵盖的内容非常广泛，从具体可以感知的物象到形而上的意象、道象，即宇宙间存在的万事万物皆可归为象的范畴。

象可以分为物象、意象、道象三个层次。

1. 物象 物象，即物态之象，指客观事物表露于外的形象、现象，主要由实物的空间形式、色彩、气味、声音等可以被人的感官感知的属性组合而成。包括自然界的天象、气象、各种景物之象，人的面象、舌象、形体之象、脉象、精神状态之象，社会的兴旺衰败之象。总之，一切可直接感知的、有形的实物形象，都属于这一层次。

2. 意象 意象，是指一类事物共同性的形象信息抽象与概括的结果，是由表象概括而成的理性形象。意象是主体以表象为基础,经过分析、综合、抽象、概括等,按照主体的目的重新建构起来的形象,它比表象更深刻、更鲜明、更能反映事物的本质,它可以用概念形式表达,如气、阴阳、五行等,也可以用符号、图像形式表述,如爻象、卦象、河图、洛书等。

3. 道象 道象,可以释为规律之象。它反映事物的各种本质属性之间的各种必然联系,因而可以作为推动事物发展趋势的根据。如,阴阳转化之象,五行相生相克之象,六十四卦推演之象。道象,往往是在意象的基础上进一步表述事物的规律性变化。

如《素问·五运行大论》云:"天地阴阳者,不以数推,以象之谓也。"阴阳是表示事物发展中两种对立趋势的意象。阳象征动的、热的、向上的、向外的、明亮的、亢进的、强壮的等特征;阴象征静的、冷的、向下的、向内的、晦暗的、收敛的、柔弱的等特征。而阴阳的互制、互根、消长、转化等则反映了阴阳相互关系的道象。八卦是对阴阳范畴的进一步发展,乾、坎、艮、震、巽、离、坤、兑等卦并非仅指天、水、山、雷、风、火、地、泽八种自然物,而是指具备这八种自然物功能特征的八类事物的总体。八卦及其相互推演而成的六十四卦,是以符号化的形式反映着世间各种事物及其关系,如泰卦下乾上坤,表示天地交泰;否卦下坤上乾,表示天地未交,阴阳隔绝。"否极泰来"象征事物物极必反,由坏的方面向好的方面转化。

（二）象思维的含义

象思维,也称为取象思维,是在观察事物获得直接经验的基础上,运用客观世界具体的形象及其象征性符号进行表述,依靠比喻、象征、联想、推类等方法进行思维,反映事物普遍联系及其规律性的一种思维方法。取象思维的突出特点是整个思维过程都在于取"象"与观"象",以"象"为基础,思维的运动表现为"象"的转换与流动,以及"象"与直觉的矛盾运动。

（三）数的含义

"数"在中国传统文化中主要包含两层意思,即可以量化的数字和代表事物性质的"数"。"数"产生于度量、记录和测算,有数目、数量、计算的意义,如《管子·七法》云:"刚柔也、轻重也、大小也、实虚也、远近也、多少也,谓之计数。"指的就是通常人们认识的用以量化的数字。此外,"数"有"自然之理""易数"等意义,如天地生成数、九宫数、河图数、洛书数等,这是因为古人在生产实践中发现自然界的事物普遍都有一定数量的规律特征,如三百六十五日、十二月、四季、二十四节气、五指、五趾等,古人进而对具有相同数字或相承接数字的事物进行了联系推拟和援物比类,从而使"数"成为一类富含事物性质的象征,也使其与"象"的意义共通融合。《吕氏春秋·贵当》云:"性者,万物之本也,不可长,不可短,因其固然而然之,此天地之数也。"表明"数"是作为自然规律的存在,万物皆有"定数"。《易传·系辞上》所云"引而伸之,触类而长之,天下之能事毕矣。"申明了"数"在自然界中的权威性。

（四）数思维的含义

数思维,也叫运数思维,即运用"数"进行比类、象征。运数思维实际上是一种特殊的取象思维。中医学在脏象、脉诊、本草、处方、针法、灸疗、导引的实践中,既使用具体、直观的计量、定量的"数量"之数,也运用定性、标象的"意象"之数。由于数与象本来就密不可分,故此中医学对"数"的运用更多地具有"以数为象"的特点,正如《素问·五运行大论》所云:"天地阴阳者,不以数推,以象之谓也。"中医学"数"的运用主要偏向于定性而不是定量。中医理论中一至九天地之至数、五脏、六腑、十二正经、奇经八脉、十二经别、三阴三阳、五运六气、五轮八廓、六淫七情、三部九候、八纲辨证、立方八法、四气五味、五输穴、八会穴、灵龟八法、九宫八风等,均是运数思维的体现,其数字虽带有量的规定,但主要是为了定性归类,以满足象数思维模型的需要。

（五）象数思维的含义

象数思维,为象思维和数思维的合称。是通过卦爻、阴阳五行、天干地支、河图洛书、太极图以及奇偶数字等象数模型来认识宇宙万物的存在方式、变化规律,推演宇宙自然变化大道。象数思维涉及天人之理、万物之理、性命之理等,是中华民族最为古老、最为实用、最具生命力的思维方式之一。象数思维方法实际上就是通过象和数进行比类的思维方法。

象数思维归类的方法不同于西方逻辑归纳法与演绎法,它是归纳与演绎的合一,把纷纭繁杂的事物归为有限的几类,如阴阳、八卦、五行等,是一种归纳法;而依据象数模型去推测同类中其他事物的情况,则又是一种演绎法。"象数"是一个媒介,有双向功能,既有将万事万物纳入自己这个框架的功能,又有以自己这个框架去类推、比拟万事万物的功能。"取象""运数"的方法,将看似互不关联的、毫无相通之处的事物有机地联系在一起,建立起意象与物象、物象与物象之间的普遍联系,把原本复杂纷繁、互不连贯的宇宙万物加以整合,使之系统化、简约化,并以此作为推理模型,说明事物的运动规律及关系。

二、象数思维在中医学中的应用

象数思维是中医获取知识、经验,建构理论体系及进行临床实践的重要思维方式,对中医学的形成和发展具有十分重要的影响。

(一)象数思维在脏象经络理论中的应用

1. 在脏象理论中的应用　象数思维的首要过程是认识事物的形象,即"物象"。古代医家在象数思维的指导下,对于脏腑的形象也有着比较充分的直接观察。如《灵枢·经水》云:"其死,可解剖而视之。其脏之坚脆,腑之大小,谷之多少,脉之长短,血之清浊……皆有大数。"如归纳出心"状如莲蕊"、肺"虚如蜂巢"、脾"扁似马蹄"等,说明古人运用象数思维对脏腑形态、质地、大小、长短有一定的认识。

古人认识到单纯靠语言描绘脏腑的形象无法将脏腑的生理联系、功能表现、病因病机等充分表达清楚,因此又进一步借助"意象"思维,运用五行为归类依据,将五音、五味、五色、五化、五气、五方、五季、五脏、五腑、五官、形体、情志、五声、变动等与脏腑功能联系起来,形成了天人相应的统一系统。

古人在客观观察人体的基础上,运用象数思维推导出了人体的生长发育规律。如《素问·上古天真论》中,以"阳数七、阴数八"与"女子为阴,男子为阳"相合,按"阴阳和合"的"意象"推导出的生长发育规律。

河图洛书是古代先民认识世界、探求自然规律的时空象数图,《黄帝内经》中就大量运用河洛理数来阐释人体脏腑的生理功能、病理变化以及脏腑之间的关系,如河图洛书皆以"五"居中央,寓意"土生万物",《黄帝内经》据此也确定了脾的功能地位,如《素问·金匮真言论》曰:"中央黄色,入通于脾……其类土……其数五。"《素问·太阴阳明论》云:"脾者土也,治中央,常以四时长四藏,各十八日寄治,不得独主于时也。"在此基础上逐渐形成了中医学重视中土、保养脾胃的思想。

2. 在经络理论中的应用　古人运用象数思维建构了经络理论。如经脉有十二条正经,就是从天人合一的类比推理出来的。如《素问·阴阳别论》所云:"黄帝问曰:'人有四经,十二从,何谓?'岐伯对曰:'四经应四时,十二从应十二月,十二月应十二脉。'"古人将人身的十二经脉与十二条主要的河流相类比,借河流的大小、水量的多少、源流的长短远近,说明"十二经之多血少气,与其少血多气,与其皆多血气,与其皆少血气,皆有大数。"(《灵枢·经水》)

(二)象数思维在病因病机理论中的应用

风、寒、暑、湿、燥、火是自然界六种正常的气候变化,当它们的变化太过、不及时就会成为致病因素。中医运用象数思维对外感六淫的致病特点进行归纳,并将人体生病后的症状表现与自然气象的特点相类比,从而推断是否是六淫导致发病。如自然界的风有善行数变、动摇不居的特点,因此,临床上表现为游走多变、动摇震颤等类似自然界风的特点的病症,其病因统归为风邪。

在发病方面,中医除了考虑致病的邪气,也考虑人体的正气。《灵枢·五变》以五种不同质的树木遇到五种气候异常变化时的表现为例,说明人的体质不同而发生不同疾病的道理。"匠人磨斧斤、砺刀,削斫材木。木之阴阳,尚有坚脆,坚者不入,脆者皮弛,至其交节,而缺斤斧焉。夫一木之中,坚脆不同,坚者则刚,脆者易伤,况其材木之不同,皮之厚薄,汁之多少,而各异耶?夫木之早花先生叶者,遇春霜烈风,则花落而叶萎;久曝大旱,则脆木薄皮者,枝条汁少而叶萎;久阴淫雨,则薄皮多汁者,皮溃而漉;卒风暴起,则刚脆之木,枝折杌伤;秋霜疾风,则刚脆之木,根摇而叶落。凡此五者,各有所伤,况于人乎!"

（三）象数思维在诊断中的应用

中医传统的诊断方法是望闻问切,这些诊法都体现了象数思维的运用。如中医重视望面色,通过面色与五行之色相比对,从而确定病变的脏腑。如《灵枢·五色》云:"以五色命脏,青为肝,赤为心,白为肺,黄为脾,黑为肾。"并通过这些颜色的深浅、薄厚来推断病情的轻重,深浅与薄厚其实就是定性之数的概念。

脉诊是中医学独特的诊断方法,中医借助大量的物象对脉象进行形象的描述,来诊断疾病。如用"往来流利,如珠走盘,应指圆滑"来形容滑脉的特点,用"浮大中空,如按葱管"来形容芤脉,用"脉来绷急弹指,状如牵绳转索"来形容紧脉的特点。同时,又借助数量的概念来形容脉的快慢,如用"一息四至,来去缓怠"来表示缓脉,用"一息不足四至,来去迟缓"来表示迟脉,用"一息五至以上不足七至,脉来极速"来表示数脉,用"一息七八至,脉来急疾"表示疾脉。此外,还用"春日浮,如鱼之游在波;夏日在肤,泛泛乎万物有余;秋日下肤,蛰虫将去;冬日在骨,蛰虫周密,君子居室"来描述随着四季气候变化而出现的相应的脉象变化。

（四）象数思维在运气发病中的应用

《黄帝内经》中运气学说是运用象数思维的典型,运用天干、地支、五运、六气、标本中气、太少五音等象数概念,通过运数取象方法,对复杂性的变化进行概括,得出一个运气对气候、物候、疾病影响的规律,并指导用药。运气学说认为,天地气化也可影响疾病的发病。

运气学说中,可根据运气格局所体现的天地气化,来推算病症、发病时间及严重程度。这些推算的过程,需要取运气之象、五行之象、人体脏腑之象、疾病之象等,并进行取象比类;还需要通过五行生克、六气胜复、运气加临等运数过程进行推演,充分体现了象数思维。

（五）象数思维在疾病防治中的应用

中医运用象数思维强调治未病的重要性,如《素问·四气调神大论》中所云:"是故圣人不治已病治未病,不治已乱治未乱,此之谓也。夫病已成而后药之,乱已成而后治之,譬犹渴而穿井,斗而铸锥,不亦晚乎?"用口渴时才想到凿井、要打仗时才想到铸造兵器来比喻不要错过治疗疾病的最佳时期,强调提前预防、早期治疗疾病的重要性。

清代医家吴鞠通采用象数思维形象地阐明了外感温热病的三焦辨证治疗法则:"治上焦如羽,非轻不举;治中焦如衡,非平不安;治下焦如权,非重不沉。"上焦部位最高,而近于表,所以治上焦的病,宜用如羽毛那样轻清升浮之品;中焦处于上、下焦之间,是气机升降出入的枢纽,故中焦有病用药须不偏不倚,既不能用上焦轻清升浮之品,又不宜用下焦滋腻潜降之品,宜用中正平和之品如取平之秤杆;下焦部位最低,而偏于里,用药须下沉重浊,犹如秤砣之沉重,才能到达病所。

（六）象数思维在选方用药中的应用

中医对药物命名、性味、功效的认识很多也来源于象数思维。首先,部分中药的名称就是"以象名之",如根之形状如人形者,名曰人参;再如夏枯草的名称是以其在自然界的生长季节之象命名的,如《神农本草经百种录》有云:"凡物皆生于春,长于夏,惟此草至夏而枯。盖其性禀纯阴,得少阳之气勃然兴发,一交盛阳,阴气将尽,即成熟枯槁。故凡盛阳留结之病,用此为治,亦即枯灭。"其次,中药的升降沉浮、归经、功效等也充分运用了象数思维,如按照药物的质地来判断药物的升降浮沉之性,质地轻的花、果穗等药物具有升浮之性,可以治疗表证、头面部的疾病;质地重的矿石、贝壳、根茎类的药物具有沉降之性,可以治疗里证、腰腹部及下肢的病变。按照五色与五脏相配的关系,中医将色赤的药物归入心经,色白的药物归入肺经,色黄的药物归入脾经,色青的药物归入肝经,色黑的药物归入肾经。按照药物的自然形态、动态特点来推断药物的功效,如皂角刺的刺粗实尖锐,受此启发推断它有透脓溃坚的功效,可以治疗疮疡脓成不溃;核桃外形像人脑,因而推断它有补肝肾健脑的功效,可以治疗须发早白与脱发、健忘痴呆等疾病;蜈蚣爬行速度快,身体细长多足好似人体的经脉和络脉,所以推断它有疏通经络的功效。

象数思维也指导中医的组方配伍。如中医常用君臣佐使的组方结构来选药组方。君、臣、佐、使的结构就是取法于古代的官职等级结构,同时又用药量来体现这个结构关系。如君药是方子中治疗主病主证的药物,药味少、药量最重(自身用量的最大量),如同君主一样位高权重;臣药是辅佐君药,使君药的功效更好发挥,或者兼治其他兼症的药物,臣药的药量不如君药重;佐药是辅佐君药、臣药发挥功效或者制约君臣药物毒性和烈性的药物,在药味上可以多一些,药量上相对较小;使药起到调和诸药、引药直达病所的作用,所以药味少,药量偏小。

第三节 变易思维

古人不仅认为自然界是系统联系、协调完整的统一整体,同时还强调宇宙间的一切事物都处于永恒的运动、变化和发展中。《周易》谓"与时偕行""动静不失其时",正是自然界的根本规律。随时而变、与时俱进的变易思维渗透在中华民族的思想意识之中,是中国人观察事物、认识世界的重要方法。

一、变易思维的含义

变易思维,是从变化的观点考察一切事物的思维方式。包含两个方面的含义:一是一切事物都是过程,都在随时间不断发展变化;二是每个事物都有各自的特点,事物之间的差异是必然的。

变易思维源于《周易》。该书作为古代哲学之书,是模拟事物的变化而创制的,自身充满了无穷变化,认为变易是事物的本质属性,且"变"遵循"时"的基本原则,随时而变,顺时而变,而非孤立的为变而变。如朱熹所言:"易,变易也,随时变易以从道也。易也,时也,道也。"变易的本质就是与时相应、永无止息的运动变化状态。如《易传·系辞上》云:"变化者,进退之象也。""日新之谓盛德,生生之谓易。"《易传·系辞下》云:"日往则月来,月往则日来,日月相推而明生焉。寒往则暑来,暑往则寒来,寒暑相推而岁成焉。往者屈也,来者信也,屈信相感而利生焉。"

历代先哲亦崇尚此变易思维。《论语·阳货》云:"四时行焉,百物生焉。"孔子把自然界的变化看成一个如江河之水流动的连续过程,子在川上曰:"逝者如斯夫,不舍昼夜。"(《论语·子罕》)而《易传》更是明确地把宇宙规定为一个运动变化的大过程。《周易正义》孔颖达疏云:"言阴阳六爻更互变动,不恒居一体也。"认为变动是宇宙的本质,天地万物都随时处于运动变化的状态。道家的创始者老子也认为,"道"作为宇宙的本源,其内部总是包含着阴阳对立的两种势力,正是这两种对立力量的推动,产生了万事万物,"道生一,一生二,二生三,三生万物,万物负阴而抱阳,冲气以为和"(《老子·四十二章》),老子还提出"反者道之动"的观点,说明事物向对立面转化是其变化发展的根本动力。

二、变易思维在中医学中的应用

《素问·天元纪大论》中定义了"变"与"化"的含义:"物生谓之化,物极谓之变。"《素问·六微旨大论》提出了变动是事物存亡的原因所在:"成败倚伏生乎动,动而不已则变作矣。"这些朴素的辩证法思想体现在中医理论与临床的各方面。

(一)阴阳变易

"阴阳变易"是用来观察世界和解释世界的工具,是中医学认识人体、生命、健康、疾病,以及人与自然、社会环境关系的工具,是中医理论体系建构的基础。

1. 阴阳属性的变易 《黄帝内经》认为事物的阴阳属性是相对的,阴阳的划分是无穷尽的,阴阳的变易是难预料的。《素问·阴阳离合论》云:"阴阳者,数之可十,推之可百,数之可千,推之可万,万之大不可胜数。"如营气,是水谷精微中的精华,入于脉中,随血周流全身,并化生为血。相对于血,营气属阳,血为阴;相对于卫气,营气属阴,卫为阳。此外,随着事物的发展变化,阴阳属性有可能发生改变,"重阴必阳,重阳必阴"。临床疾病的发展,常见寒证转化为热证、热证转化为寒证、表证入里、里证出表等性质的改变。因此,阴阳永远存在着变数,具有偶然性和不确定性。

2. 阴阳关系的变易 阴阳关系存在多种不同情况,或呈现为互藏,阴中有阳,阳中有阴;或呈现为相资相济,"阴在内,阳之守也;阳在外,阴之使也。"(《素问·阴阳应象大论》),如气与血、气与津液的关系,脏腑阴阳之间的关系;或呈现为相杀相制,"阴胜则阳病,阳胜则阴病"(《素问·阴阳应象大论》);因此,阴阳之间的关系能反映事物间复杂、多样的关系,是无穷变化的。而伴随时间变化而来的运气演变,也是导致阴阳不断消长运动的重要原因。如《素问·四气调神大论》详细论述了春夏秋冬四季阴阳的消长变化规律是万物生长收藏变化的内在机制。而《素问·脉要精微论》曰:"是故冬至四十五日阳气微上,阴气微下;夏至四十五日阴气微上,阳气微下,阴阳有时,与脉为期,期而相失,知脉所分。"指出自然界的运气流转与人体内的阴阳消长互为变易因果,从根本上影响了人体的生理病理、气血阴阳。如人的脉象与运气变化密切相关,《素问·脉要精微论》曰:"四变之动,脉与之上下",呈现出春弦、夏洪、秋浮、冬沉之象。

(二)五行变易

五行学说是建立中医学脏象理论的基础,五行之间相生、相克的关系,使得五行中的任何一行与其他四行都有直接关系(母、子、所胜、所不胜);再通过生中有克、克中有生,生克循环,使得五行之间可能存在间接的、多重的关联。如此复杂的关系,导致了事物发展的多变性。这样的关系体现在脏象理论中,表现为当某个脏腑发生疾病,其后续的发展变化具有多种可能性,比如肺病可能会累及心,可能会累及肾,也可能累及脾或累及肝,还有可能累及两个、三个脏腑。因此,由五行建立的脏象关系,充分反映了疾病发展变化的复杂性、多变性。

(三)变易的生命观

1. 变动的生命过程 中医学将生命视为永恒运动变化的过程。《黄帝内经》认为,人的生命是一个生长壮老已的变化过程,自然植物的生命是生长化收藏的变化过程,这种有序的运动变化是生命存在的基本形式。生命的不同阶段,其形体结构、脏腑功能、外在体貌等都有不同的特点。《素问·上古天真论》云:"女子七岁,肾气盛,齿更发长……七七,任脉虚,太冲脉衰少,天癸竭,地道不通,故形坏而无子也。丈夫八岁,肾气实,发长齿更……八八,天癸竭,精少,肾脏衰,形体皆极,则齿发去。"详尽描述了男女一生外在体貌的变化与内在肾精的盛衰变易的关系。

2. **多样的体质差异** 中医体质理论源于《黄帝内经》,其中明确指出了人的生命过程中表现出刚柔、强弱、肥瘦、阴阳、形质等的差异与类型。如《灵枢·寿夭刚柔》云:"人之生也,有刚有柔,有弱有强,有短有长,有阴有阳……形有缓急,气有盛衰,骨有大小,肉有坚脆,皮有厚薄。"《灵枢·通天》云:"盖有太阴之人,少阴之人,太阳之人,少阳之人,阴阳平和之人,凡五人者,其态不同,其筋骨气血各不等。"从不同角度、不同方面说明了个体的差异性、多样性。由先天、后天诸多因素决定的体质差异,使得不同的人对疾病的易感倾向、发病后的病变性质、疾病的演变过程、对治疗的反应等各方面有明显差异,蕴含阴阳差异、阴阳变易之理。据此,中医学把体质学说同病因学、病机学、诊断学、治疗学和养生学等密切地结合起来,指导临床实践,体现了个体化、差异化的诊疗观。《素问·阴阳应象大论》曰:"善诊者,察色按脉,先别阴阳。""谨察阴阳所在而调之,以平为期。"即强调了治病求本,本于阴阳,阴阳变易,"唯变所适"之意。

3. **流动变化的气血津液** 中医学认为,气、血、津液是构成人体、维持人体生命活动的基本物质。气运动不息、充满活力,具有激发推动、温煦、气化、固摄、防御等功能。气的运动称为气机,其基本的运动形式有升、降、出、入等,《素问·六微旨大论》云:"气之升降,天地之更用也……升已而降,降者谓天,降已而升,升者谓地。天气下降,气流于地,地气上升,气腾于天。高下相召,升降相因,而变作矣",说明了自然界的气机运动规律。该篇还指出:"出入废则神机化灭,升降息则气立孤危……非出入,则无以生长壮老已;非升降,则无以生长化收藏。是以升降出入,无器不有",说明了气的运动是人体生命活动的根本。

血与津液同是构成和维持人体生命活动的精微物质,血在脉道中流动不止,环周不休,津液以三焦为通道布散周身,一旦运行不畅,则变为病理产物,成为瘀血、痰饮。因此,流动、畅通是生命活动健康的基本特征。

此外,精、气、血、津液之间能够相互生化、转化,同样是生命活动过程的变化、变易。

（四）变易的疾病观

1. **动态的疾病过程** 疾病是动态变化的过程,在此过程中,既存在着寒热、虚实的病性转化,也存在着表里、脏腑、经络等的病位传移。伤寒病具有六经传变的规律,温热病有卫气营血、三焦的传变规律,脏腑病变相互影响,气血津液病变相互累及,都是疾病由发生、发展、变化与转归的过程。而疾病的变易也往往与时相应,随昼夜阴阳消长而衰败加甚,如《灵枢·顺气一日分为四时》曰:"朝则人气始生,病气衰,故旦慧;日中人气长,长则胜邪,故安;夕则人气始衰,邪气始生,故加;夜半人气入脏,邪气独居于身,故甚也。"

2. **因人而异的证候表现类型** 疾病过程中常有同病异证的表现形式,即疾病的不同阶段,证候可表现不同,如伤寒病的六经证候、温热病的卫气营血证候及三焦证候等不同类型。还由于体质的差异,不同的人,表现为同病异证。《灵枢·五变》云:"一时遇风,同时得病,其病各异……是谓因形而生病,五变之纪也。"王孟英的《温热经纬》云:"六气之邪,有阴阳不同,其伤人也,又随人身之阴阳强弱变化而为病。"即在同样的致病因素下,常会发生不同的病理反应。

（五）变易的治疗观

1. **变化的治疗过程** 辨证论治是中医临床的精髓,随着疾病的发展变化,证候也会发

笔记栏

生变化,证变则方亦变,因此,根据病情的发展变化,治疗也必当应变而动,此乃"唯变所适","变则通,通则久"。例如,麻疹初期,疹未出透时,应当用发表透疹的治疗方法;麻疹中期通常肺热明显,治疗则须清解肺热;而至麻疹后期,多有余热未尽,伤及肺阴胃阴,此时治疗则应以养阴清热为主。

2. 治疗的差异性选择 中医治疗疾病时常常根据五运六气、地域环境以及人的体质、性别、年龄等的不同而制定适宜的治疗原则,即所谓因时、因地和因人制宜。如《素问·五常政大论》曰:"故治病者,必明天道地理,阴阳更胜,气之先后,人之寿夭,生化之期,乃可以知人之形气也。"人之形体气血盛衰也无不源于阴阳变易。如《素问·八正神明论》云:"是故天温日明,则人血淖液而卫气浮,故血易写,气易行;天寒日阴,则人血凝泣,而卫气沉。月始生,则血气始精,卫气始行;月郭满,则血气实,肌肉坚;月郭空,则肌肉减,经络虚,卫气去,形独居,是以因天时而调血气也。"在用药时宜"用凉远凉,用热远热,用寒远寒,用温远温,食宜同法"(《素问·六元正纪大论》)。如暑邪致病有明显的季节性,且暑多兼湿,故暑季治病要注意解暑化湿;秋天气候干燥,外感秋燥,则宜辛凉润燥;春季风温、冬季风寒外感用药亦不甚相同,风温宜辛凉解表,风寒应辛温解表,所以治疗用药必须因时制宜。

不同地区,由于地势高低、气候条件及生活习惯各异,人的生理活动和病变特点也不尽相同,所以治疗用药应根据当地环境及生活习惯而有所变化。如《素问·疏五过论》所谓:"圣人之治病也,必知天地阴阳,四时经纪。"《素问·异法方宜论》亦云:"一病而治各不同,皆愈何也? 岐伯对曰:地势使然也。"如外感风寒证,西北严寒地区用辛温解表药量较重,常用麻黄、桂枝;东南温热地区,用辛温解表药量较轻,多用荆芥、防风。这也是地理气候不同的缘故,所以治病须因地制宜。

根据患者年龄、性别、体质、生活习惯等不同特点来确立适宜的治疗原则和药物,称为"因人制宜"。老年人生机减退,气血亏虚,患病多虚证,或虚实夹杂,治疗虚证宜补,有实邪的攻邪要慎重;小儿生机旺盛,但脏腑娇嫩,气血未充,易寒易热,易虚易实,病情变化较快,故治小儿病,忌投峻攻,少用补益,用药量宜轻;妇女以血为本,有经、带、胎、产之生理过程,月经期、妊娠期用药时当慎用或禁用峻下、破血、开窍、滑利及有毒药物等。

综上,变易思维认为变易是宇宙万物的基本原理,一切事物皆在变易之中,不失其时。这种思维方法渗透到中医学中,使得中医学在认识天人关系,认识生命、健康与疾病时具有发展变化的眼光,在临床诊疗过程中,充分考虑天人相应、唯变所适,更加注重动态变化、三因制宜。

第四节 中和思维

中和思维是在中国古代"贵中尚和"思想的基础上形成、发展起来的。它是中医学认识生命、健康和疾病的常用思维方式之一。

一、中和思维的含义

中和思维,主要指在观察、分析和研究、处理问题时,注重事物发展过程中各种矛盾的和谐、协调、适度的思维方式。

从"中""和"二字释义看,"中"为象形字,在甲骨文中本义为旗帜,后借为中,表示方位。《说文解字·丨部》释为:"中,内也,从口;丨,上下通也。"其后引申为中正、适中、不偏不倚、无过不及等。

"和"最初的认识来自于饮食调味与声音应和。《说文解字》释为："和,相应也,从口、禾声。"之后引申出和谐、协调等多种含义,并将"和",看作不同事物相互作用后存在的最佳状态、是整体和谐的统一。

"和"与"中"紧密相关,尚"和"须守"中"。"中和"出自《礼记·中庸》："喜怒哀乐之未发,谓之中,发而皆中节,谓之和。中也者,天之大本也;和也者,天下之达道也。致中和,天地位焉,万物育焉。"此段以情志为例,其中,"中"是自在未发、不偏不倚的状态,是七情未发时浑然一体的内心和谐状态;"和"是因时而发、符合节度的状态,指七情发于外时,需受约束而有所克制,"中"是标准,"和"是结果和目的。"中和"是以"中"致"和"之道,为天地之间最普遍、最根本的规律,是天地万物存在的一种理想状态,达到"中和",天地就各得其所,万物就发育生长。"中和"要求人们恰如其分地把握事物发展的"度",坚持"过犹不及"和"执两用中"的原则,并在承认矛盾的基础上,求同存异。可见,"致中和",一是指实现事物内部和事物之间客观存在的最佳状态;二是指建立和维护这种关系与状态的方法。这一论述,正是"中和"二字作为思维方式层面的体现。

二、中和思维在中医学中的应用

"致中和"是人体保持心身健康、防病治病之首要。中和思维一直贯穿在中医学理论体系的构建及具体的临床实践中,体现在对人的生命、健康、疾病的认识中。

（一）对生命的认识

中医学认为,人的生命现象的产生及维持正常的生命活动,需要人与天、地和;人自身的和。

1. 人与天地和　中医学强调天、地、人三才一体,注重人与自然、社会之间的和谐与协调,认为天地阴阳的中和之气是万物化生的基础,阴阳的交感和合是万物化生的根源。如《素问·宝命全形论》云："夫人生于地,悬命于天,天地合气,命之曰人。"《素问·六微旨大论》也云："天气下降,气流于地;地气上升,气腾于天。故高下相召,升降相因,而变作矣。"都强调了人赖自然天地以生存,由于天地相互作用形成的中和之气最适于万物生长,故中医学认为人只要能顺应天地中和之气就可以达到保养生命的目的,正如《素问·上古天真论》所云："处天地之和,从八风之理……形体不敝,精神不散,亦可以百数。"同样,人也需与社会的"和合"。如《灵枢·逆顺肥瘦》云："上合于天,下合于地,中合于人事。"其中,"合于人事"涉及社会活动秩序问题,强调人与社会的和谐,并注重人与人之间的合作与协调。

2. 人自身的和　人是一个有机的整体,以五脏为中心,人体各脏腑、经络、形体、官窍之间构成了相互依存、相互制约、相互为用的统一体。在正常状态下,它们之间保持着协调关系,人即健康安和。如张仲景在《金匮要略·脏腑经络先后病脉证》中云："若五脏元真通畅,人即安和。"说明人体正气充盛,五脏六腑、营卫气血相互作用,保持协调,就能维持稳定的内环境而处于"安和"状态。

精、气、神是人生命活动的三要素,一方面精、气、神是维持五脏功能活动的保证;另一方面,精、气、神的化生、贮藏及运行,又需五脏功能来完成。因此,精、气、神也须与五脏保持和谐。此外,从精、气、神三者关系看,精能生气,气能生神,精气足则神明,神能调节精与气的气化活动。精、气、神之间的相互转化及其功能的协调是人维持生命活动的保证,而人的衰老、死亡则是由于精、气、神的失和、耗散所致。

中医学受气一元论的影响,常以气的运动解释生命现象,认为气的升降出入贯穿于人的生命活动的全过程,人的生、长、壮、老、已的过程及体内物质或功能的产生、转化等,无不赖气的运动(气机)及其所产生的变化(气化)。气的升降出入运动,要以和为期,达到动态的"中和"状态;气的升降出入的太过与不及都为气机失常,如气滞、气逆、气陷、气闭、气脱等。

（二）对健康的认识

中医学很早就已经确立了许多有关健康的认识,如"天人合一"的健康观,"形神合一"的健康观,"阴平阳秘"的健康观等,无不渗透着中和思维。

1. "天人合一"的健康观　中医学认为人的生命活动规律,与自然具有相通相应的关系。人的生理病理活动也随四时、昼夜、月相等变化呈现出节律性变化。人必须掌握和了解自然变化规律和特点,以顺应自然。《素问·四气调神大论》中以顺应四时为例提出了养生原则:"夫四时阴阳者,万物之根本也,所以圣人春夏养阳,秋冬养阴,以从其根,故与万物沉浮于生长之门。"如此,人通过保持与自然环境的和谐协调,方能维护健康。

2. "形神合一"的健康观　形与神是标志人的形体与精神之间、人的生命物质和功能之间相互关系的一对范畴。其中,形是指躯体、身体;神指生命活动的各种表现,包括精神、意识、思维等。中医学提出的"形神合一"正是强调形与神的密切联系。形是神的物质基础,神是形的功能和作用。形与神始终相互依存、相互为用,正如《素问·上古天真论》所云:"故能形与神俱,而尽终其天年。"所以,只有形神协调,才能健康无病。

3. "阴平阳秘"的健康观　"阴平阳秘"指阴气平和,阳气固密,反映着阴与阳相互依存的和合关系。阴阳和合是阴阳二气运动变化的最佳状态,是宇宙万物的本质以及天地万物生存的基础,也是人健康状态的表征。人的健康是阴阳和合状态的体现,如《素问·生气通天论》云:"阴平阳秘,精神乃治;阴阳离决,精气乃绝。"阴阳和合还体现在阴阳对立制约的协调上,对立制约会出现阴阳的盛衰变化,但如果这种变化是一定范围内的、适度的消长,就属于正常状态,也是和合的表现。阴阳之间对立互根、协调配合正是阴阳和合的体现。如此,则身体健康,精神愉快。若阴阳之间的关系遭到了破坏,就会导致疾病,甚至死亡。这些是阴阳学说对人健康状态的概括。

此外,中医学受五行学说的影响,也常用五行生克制化阐释人的健康状态。五行生克制化是事物发生、发展、变化的正常现象,在人体则是正常的生理状态,人的生理过程是在生克制化过程中维持着消长变化的过程,这种消长变化所出现的太过或不及,如果适度,则是和谐的正常状态。诚如《素问·六微旨大论》所言"亢则害,承乃制"的主旨所在。

可见,中医的健康观立足于天人、形神、阴阳等诸要素的"和"。《灵枢·本脏》云:"是故血和则经脉流行,营复阴阳,筋骨劲强,关节清利矣;卫气和则分肉解利,皮肤调柔,腠理致密矣;志意和则精神专直,魂魄不散,悔怒不起,五脏不受邪矣;寒温和则六腑化谷,风痹不作,经脉通利,肢节得安矣,此人之常平也。"其中"血和""卫气和",可概括为气血运行和畅,人的生理功能活动正常;"志意和"可理解为精神情志活动的正常,五脏六腑不会受到外邪侵犯;"寒温和"指机体能更好地适应外界环境。这些描述,概括了和谐是健康的本质,健康必须保持人与自然的和谐、人与社会的和谐以及人的心身与气血的和谐。这些认识与现代健康概念不谋而合。

（三）对疾病的认识

疾病的发生,是各种致病因素作用于机体,导致人与天、地之间失于和谐统一,人体有序的生命活动遭到破坏,表现为阴阳失调、形神失和、形质损伤或功能障碍等。故《黄帝内经》认为当人与自然的"和合"关系被打破,将导致疾病的产生。如《素问·五运行大论》所云:

笔记栏

"气相得则和,不相得则病。""从其气则和,违其气则病。"

在对具体病因的认识中,强调"生病起于过用"。如《素问·经脉别论》云:"故春秋冬夏,四时阴阳,生病起于过用,此为常也。"在此,"过用"是指气候、饮食、劳倦、情志、药物等因素与人关系的失和,即超过人的适应力、耐受力和调节力的诸因素。自然界有四时更替、六气的不同,人类生活有饮食、劳逸及七情变化,当这些因素超过了一定程度,违反了固有的规律,便会导致人的脏腑气血阴阳失调,机体功能失常而发生疾病。而疾病的基本病机便是阴阳失调、五脏失和、气血不和等。

因此,中医学诊断疾病需要"四诊合参""辨证求因",找到"失调""不和""偏盛偏衰"之所在。如《素问·阴阳应象大论》云:"阴胜则阳病,阳胜则阴病;阳胜则热,阴胜则寒。"根据病人的寒热变化判断阴阳失调的具体类型,并概括病机和证候,作为治疗的依据。

在临床治疗中,中医学将调和致中作为重要的治疗目的,如《素问·生气通天论》所云:"因而和之,是谓圣度。"《素问·至真要大论》云:"谨察阴阳所在而调之,以平为期。"在治疗机制上注重调动人的自和能力及药物的调和之力。在调整阴阳、调理脏腑、调和气血及因时、因地、因人制宜等原则指导下,利用、调动、激发人体的自我调和能力,以纠正"失和"状态,如此,回归天时地利人和的和谐关系,以达到治病求本,终致中和的目的。在处方用药时,中医药学遵循的君、臣、佐、使的配伍组方原则,不仅充分利用个药的药性药效,而且注重运用方剂中各药群体的和合之效,以发挥调和人体的作用。在用药剂量上,《内经》强调"适中",中病即止。在针刺方面,《灵枢·五禁》也云:"补泻无过其度。"这些都是中和思维的体现。

学习小结

1. 学习内容

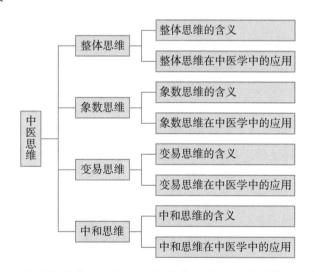

2. 学习方法 通过课堂学习,深入理解整体思维、象数思维、变易思维、中和思维等常用中医思维的含义,并通过学习案例,主动思考,理解中医常用思维方法在中医学中的应用,逐步培养和建立自己的中医思维。

扫一扫,测一测

（郭春秀 秦亚莉 吴沅皞 倪红梅）

复习思考题

1. 何谓整体思维、象数思维、变易思维及中和思维？
2. 试列举中医常用思维方法在中医学中的应用。

第六章

中 医 学 习

1. 了解中医学习的特点：批判性学习的含义、批判性学习在中医学习中的应用，探索性学习的含义；探索性学习在中医学习中的应用。
2. 熟悉中医学习的内容。
3. 掌握中医学习的方法。
4. 了解中医学习的资源与案例、中医相关考试的分类和具体要求。

第一节　中医学习的特点

中医药学是中华民族的瑰宝，反映了中华民族对生命、健康和疾病的认识，是具有悠久历史传统和独特理论及技术方法的医药学体系。中医院校作为中医药学教育的主要场所，承担着培养德才兼备的现代化中医药人才，以继承和弘扬博大精深的中医药学为重任。当青年学子满怀憧憬迈进中医院校时，意味着人生从此进入一个新的阶段。这个阶段，正处于个体发展最佳时期，是个人智力发展的最好阶段，也是真正开始独立思考的人生阶段。这一时期，学生身体发育成熟；世界观基本形成并巩固；记忆力强，逻辑思维和理论思维的独立性与批判性得到迅速发展；知识和能力得到极大的丰富和提高。读书、学习、交流成为大学生生活的主要内容。在高等中医教育专业化的背景下，中医专业大学生的学习活动，不仅与基础教育有明显的差异，与其他院校大学生的学习生活亦有明显的不同，有自身特殊的规律。

一、中医学习的专业性与多元性

（一）中医学习的专业性

有别于中学阶段以升学为主要目标，大学阶段是学生由求学型向成才型、创造型过渡的关键期，是步入社会前系统、集中、全面学习的最后阶段。高等教育是专业教育，学习具有较高层次的职业定性。在我国现行教育体制下，大学的任务和目标是要为社会培养各级各类专门人才，所以大学生在入学初期就确定了专业方向。大学学习的专业性不仅体现在大学的学科体系、课程结构、教学内容、教学实践和学习方式方法上，而且还体现在培养大学生的知识结构、智力结构、能力结构和心理品质结构四大结构系统中。因此，专业性是大学生学习的显著特点之一。

高等中医教育以培养高等中医药专门人才为目标。所以中医院校的大学生首先是要全面、系统掌握中医药的基础理论和专业知识。这是中医院校大学生知识结构的核心。其内容包括中医学基础课程（中医基础理论、中医诊断学、中药学、方剂学），经典理论与传统流派课程(黄帝内经、伤寒论、金匮要略、温病学、各家学说等),以及中医学临床课程(针灸学、中医内科学、中医外科学、中医妇科学、中医儿科学、中医骨伤科学、中医眼科学、中医耳鼻咽喉科学等)。中医专业大学生必须按教学计划认真学好上述课程,此外还应当根据培养目标,有计划地阅读各类中医书刊,以深化、巩固所学的中医药知识。

（二）中医学习的多元性

中医课程学习的多元性,是指除了学习上述中医课程打好紧实而宽厚的中医学知识基础外,作为现代中医专业大学生,还必须学习与掌握多方面的其他知识,才能成长为一名合格的中医师。

1. 全面而前沿的现代医学知识 中西医学虽然理论体系不同,但服务对象和目的是一致的。中医专业的学生学习现代医学知识,不仅可以取现代医学之长,补传统中医理论之短,而且可以将现代科学技术应用于对人体组织结构、疾病的发生发展的认识和诊察疾病的手段等方面,对于辅助中医在整体观指导下发挥辨证论治的特长,提高中医整体临床治疗效果,特别是在"治未病"的情况下具有重要的指导用药及判断疗效价值。如常见的胃、十二指肠溃疡,中医诊断针对气滞、气虚、阳虚或湿热等不同证候,采用相应方药治疗,病人临床症状悉除,是否可以认为病已痊愈而不需要治疗了呢?现代医学电子胃镜下诊断分为三期,必须治疗到 S2 期即白色瘢痕期,才能称治愈。是否能保证不复发呢?2005 年诺贝尔生理学或医学奖获得者澳大利亚科学家巴里·马歇尔(Barry Marshall)和罗宾·沃伦(Robin Warren),于 1983 年从胃黏膜上发现并成功分离出幽门螺杆菌(*helicobacter pylori*,HP),并证实 HP 是导致胃炎和胃溃疡的重要致病因素之一,因此临床治疗胃、十二指肠溃疡还必须同时抑杀 HP,方能预防部分病人的复发。现代中医临床实践证明,中医院校开展全面而前沿的现代医学课程,是现代中医人才构建合理知识结构的重要组成部分。现代医学主要课程有基础医学课程(人体解剖学、生理学、生物化学、病理学、药理学、组织胚胎学、微生物与免疫学等),临床医学课程(诊断学、内科学、外科学、医学影像学、传染病学等)。

2. 广博而深厚的人文知识 中医学的学科属性是以自然科学知识为主体,注重吸收多学科先进的科技成果,促进学术发展与创新的综合性医学知识体系。《黄帝内经》提出:"上知天文,下知地理,中知人事。"与现代医学的生物—心理—社会模式不谋而合,都强调"以人为本",不仅注重人的自然(生物)属性,而且尤其重视人的社会属性,它的人文特征要求中医专业大学生必须具备一定的人文修养,方能彻底领悟中医理论的真谛并进行中医实践活动。相关课程主要有医古文、医学心理学、医学伦理学、卫生法规、医患沟通学、医学哲学、中医方法学等。

中医专业大学生除了自身具有广博而深厚的人文知识外,还必须自觉养成博爱大众、关心民生、舍己救人的高尚医德。中医学不是一门简单的技艺,而是充满着人道思想、情感良心和作风节操的高深学问。唐代孙思邈在《大医精诚》中曾说"凡大医治病,必当安神定志,无欲无求,先发大慈恻隐之心,誓愿普救含灵之苦",明确指出,作为优秀中医,不仅要有精湛的医疗技术,还要拥有良好的医德。每个中医都应秉承"大医精诚之心",全心全意地为患者服务。

3. 系统而必需的通识知识 通识教育作为一种教育理念,强调培养具有专业技能、健全人格、富有社会责任感的公民。通识教育应该努力培养学生成为完整的人,具备四种能力,即"有效思考的能力、清晰交流思想的能力、做出恰当判断的能力、辨别价值的能力"。因此,中医专业大学生除了学习上述与专业相关的课程外,还必须学习中国近代史纲要、马克思主义基本原理、毛泽东思想和中国特色社会主义理论体系概要、军事理论、大学英语、大学信息技术基础、体育等公共课程。上述通识教育课程对于成长为一名优秀的中医临床医生不可或缺。如通过对辩证法的学习,可以加深对传统中医阴阳、五行的理解,客观分析中医理论的优势与不足。掌握信息技术可以系统整理浩如烟海的古代文献资料,挖掘名老中医经验,及时掌握现代医学发展动态,不断提高临床疗效。在体育课堂上可以学习太极拳、八段锦等健身方法,这些内容亦是中医传统养生与康复的重要手段。

综上所述,中医专业大学生学习的课程内容丰富,博大精深,能够充分满足大学生学习的欲望与热情,使学生能够在浩瀚的知识海洋中不断汲取营养,健康成长。另一方面,由于中医专业课程的复杂多样,相较于其他专业学生而言,学业负担相对较重,多年以来,有不少中医专业大学生重视专业知识的学习,而忽视通识知识的学习,对未来职业发展可能带来不利的影响。

二、中医学习的渐进性与批判性

(一)中医学习的渐进性

循序渐进,是指按学科本身的内在逻辑关系和学习者认识能力发展的顺序,有系统有步骤地由浅入深、由简到繁、由易到难、由一般到特殊地学习。知识不是孤立的,也不能被单独表述。一个复杂概念的含义必须借助于其他相对简单的概念来表述,才能形成一个能被理解的概念。才能运用这个概念去理解相关的系统知识和理论。所以,学习是一个过程。学习新知识,必须以旧知识为基础,必须按照知识内部的逻辑结构循序渐进地进行。

早在春秋战国时期,荀子在《劝学》中说:"不积跬步,无以至千里;不积小流,无以成江海。"即是说千里之路,是靠一步一步走出来的,没有小步的积累,是不可能走完千里之途的。宋朝思想家朱熹明确提出:"读书之法,在循序而渐进。"就中医学习而言,它是一个内在有着较为严密逻辑和递进关系的体系。从基础理论,到临床知识,再到临床实习的教学程序,就是按照这种逻辑上的前后衔接而安排的。但有些同学对基础理论学习不感兴趣,不懂阴阳五行,就要给病人看病;中药还没学,就要背诵方剂;方剂还没背,就上临床抄方。这些做法都违背了循序渐进的原则,急于求成却常常事与愿违。中医学习是一个漫长的过程,学习中医并无一蹴而就的捷径。只有脚踏实地,循序渐进,打下坚实的知识基础,才能成为一名优秀的中医师。

(二)中医学习的批判性

批判性学习,是指学生在学习过程中应当培养对学习的内容秉持质疑、反省、分析和综合的思维方式。

所谓批判,《辞源》认为其本意是"评论是非"。《牛津英语词典》将其解释为:"对事物的优点或不足之处做出判断(通常为不同见解的判断)。"可见"批判"的本义不是一般意义上的"批斗""打击",而是批判主体借助理性对某一现象进行的事实或价值上的认真审视、反思与评论,其本质是通过反思与质疑做出重新判断与理解。这种判断与理解不是一般的判断与理解,而是以科学理论为基础,以社会理想为标准的负责任的深刻反思与重新理解。批判性的思维本质上是一种态度,一种品格,一种胸怀。批判是建立在质疑的基础上。质疑,又是创新的前提。明代哲学家陈献章曾说:"学贵知疑,大疑则大进,小疑则小进。"在学习前人思想、知识的过程中,同时学习前人的学术发展、科学方法,也是在学习质疑精神和能力。有了足够的思想积累和知识储备,就有了对旧知识的质疑能力。当然,这种质疑首先要尊重前人,但尊重不等于迷信。在知识面前,既要保持应有的敬畏,更要有理性的质疑精神,不能盲目跟从。中医学的发展实际上就是一部学术争鸣史,中医各学派之间因不同见解、观点而展开的质疑讨论,学术争鸣从未中断。从金元四大家,到明代吴又可《温疫论》、清代王清任《医林改错》,以及近代的衷中参西,无一不是处在不断地质疑与争鸣之中,最终促进了中医学的发展。

中国传统教学风格是让学生"亲其师,信其道",有时会造成学生养成一种唯书、唯师的惰性心态,不敢怀疑,不敢批判。对于被称为科学的定理、原理、定义、结论等,更是奉若神明,不敢越雷池一步。有调查研究表明中医专业学生在分析能力、求知欲和认知成熟度上有较强表现,但在寻找真相、解放思想、系统化能力和批判自信方面较弱,总体表明有负性的批判性思维,即总体批判性思维倾向较弱。传统文化的继承和批判性思维的培养,在某种程度上也可以说是一种矛盾,中医专业大学生并没有完全处理好继承和创新的关系。中医专业的学生在传统医学课程的学习和传统中医药文化的熏陶下,难免减少了其他人文艺术和科技创新的教育与培养,而且传统医学教育注重识记,对于大学生的批判性思维开发重视不够,从而容易形成继承的思维定势,限制了中医专业大学生的批判性思维和创新意识的开发培养。

批判性学习的核心是具有质疑的能力,真理是不怕被质疑的,真理越辩越明,只有不断地被质疑、被修正,真理才能闪耀出夺目的熠熠光辉。因此中医专业大学生在学习过程中应当逐步学会对中医理论中的不足和缺陷提出疑问和否定,用批判审视的眼光去看待中医,在发现谬误的同时发现真理,只有这样才能真正掌握中医理论,并推动中医学的发展。

三、中医学习的自主性与探索性

(一)中医学习的自主性

学习的自主性,是指在学习过程中,学生主观能动作用增强,改变对教师和课本的依从程度,积极主动地确定学习目标、制订学习计划、调整学习策略和努力程度等。自主性是大学生与中学生学习的主要区别。大学生学习的自主性特点主要表现在:课外学习计划、自学时间和学习方法的自我决定、自我控制;学习内容由依从教师讲授到超越教材范围,并向广博与纵深方面发展;自学能力成为决定学习效果的主要因素;学习方法从以记忆为主的再现型,向以理解迁移为主的应用型转变。其目的是在教师的指导下,努力提高自己独立获取知识的能力,训练独立思考问题能力,进行独立发展尝试,为将来独立工作、迎接各种挑战打下基础。自主性学习不仅符合大学生身心发展规律,也符合大学生学习规律,更符合大学生成才规律。

目前高等中医院校教学中课堂教学仍是知识学习的主要途径,但不是唯一途径。中医专业大学生获得知识、陶冶情操、发展能力的机会和途径明显增多。除了课堂之外,自学、临床实习、跟师抄方、聆听各种学术报告和讲座、参与学术研究活动以及假期的社会实践、咨询服务、医疗诊治等多种形式,都可以成为中医专业大学生学习的重要途径。在高等中医教育中,学生学习活动的形式可分为课堂活动、非课堂而又必需的活动、非课堂且非必需的活动三大类。

课堂活动,是指由中医药各专业人才培养方案决定的,有教学大纲、教学计划指导的课堂学习活动。这种活动主要体现在课程表的安排中。这种学习活动大都在教师的主导或指导下进行,除了课堂理论教学外,还包括见习、实习、实验、课堂作业、课堂讨论等。

非课堂而又必需的活动,是指课堂之外必须进行的学习活动。这是课堂作业的自然延续。如教师布置的复习思考题、章节小结、某个问题的研究综述等。学习方式和持续时间根据各自能力和具体努力的情况而定。

非课堂且非必需的活动,是指学生课堂之外的学习活动。如跟师抄方、设计创业计划、撰写学术论文等。学习的内容取决于自己的兴趣爱好和目标,但往往和实现自己的志向相联系。它虽在学习计划之外,却能够从广度上开阔视野和从深度上加强对知识的理解。这种形式的学习活动有鲜明的创造性,体现出大学生自主的学习活动和科研活动。必要时也可请教师给予指导,或与老师一同完成。

当然,中医专业大学生自主性学习与成人教育的自学有本质的不同。中医专业大学生的学习,毕竟还是以课堂教育环境下的学习为主,因此不能降低教师在教学过程中的主导作用。相反,只有充分发挥教师的主导作用,才能更好地引导学生顺利地实现从被动学习向自主学习的转化。

时代的发展和教育改革的不断深入,要求教师在教学过程中应注重培养学生的独立性和主动性,引导学生质疑、调查、探究,在实践中学习,促进学生在教师指导下主动地、富有个性地学习,激发学生学习的积极性,培养学生掌握和运用知识的态度和能力,促进每一个学生自主性学习的发展。

(二)中医学习的探索性

探索性学习,就是在学生具有明确学习目的和具备学习主动性的基础上,在教师的指导下,探索性地主动获取知识,并应用知识解决问题。

高等教育必须重视培养学生会思考、探索问题的本领。这种探索既包括学习和接受前人总结出来的已有知识和经验,继承前人先进的科学文化遗产和技术,还包括探索人类已发现但未解决的问题以及未知领域。大学教学的重要任务之一就是把科学研究的最新成果引入教学内容之中,并且组织、引导学生直接或间接参与其研究,引导学生接触到最新学术研究动态,培养学生的探索精神和创新能力。对大学生的思维而言,已具有对客观事物的批判意识,具有对奇特的新现象强烈的求知欲和探索冲动,大学生正处在求学、质疑、发现的时代。随着批判性思维的形成,大学生们已意识到知识的增长,具有非线性特征,是批判性的,其发展方向是无限多样的;知识是开放的、整合的、变革的,没有固定的或不可逾越的框架与结构,任何真理性认识都不是也不可能仅依靠权威或制度而得以证实,也不可能通过强制的方式使人接受或服从,因此,大学生的学习必然从接受性、被动性学习转为探索性、创造性学习。

中医专业大学生尤其需要探索性学习。中医学是以阴阳、五行学说来说明人体生理、病理变化,并以此指导中医临床实践的,有其合理性与科学性。但相应地缺少细胞、分子及基因等微观水平的客观证实。如"经络"的本质是什么?"证"的物质基础是什么?"四气五味"为什么能治病?等等。上述问题都需要中医人不断运用现代科学技术与手段深入探索与研究。中医临床辨证论治的特点,决定了中医医师必须具有强大的探索性学习能力,悉心揣摩才能熟练掌握辨证论治的精髓,否则很难体会到中医理论指导临床的深奥与微妙。探索性学习亦是中医专业学生自身发展的需要,中医专业高年级的学生要独立地完成毕业实践,撰写论文。有些学生承担大学生实训课题,有些学生则参加"挑战杯"科技论文大赛,这些科学研究都是在老师指导下的探索性学习。

中医学习的批判性与探索性是中医学习过程中相互联系、不可分割的两个方面。批判性学习是提出问题和探索的前提与方向;探索性学习是依据问题,提出解决问题的方法并付诸行动,是批判的过程与方式,是对批判正确与否的检验。只有将二者有机结合,学生学习的效果、研究和分析的思维能力、解决问题的能力才能得到极大的提升,可以帮助学生领悟中医的本质,受益终身。

四、中医学习的实践性与阶段性

(一)中医学习的实践性

中医不仅是一门传统科学,更是一类应用技术。应用技术有个"熟能生巧"的磨炼过程,

笔记栏

而这只能通过加强实践性环节的训练来实现。古人有"熟读王叔和,不如临症多"之说,就是这个道理。中医学专业作为一门实践性很强的专业,临床见习、实习是中医教学的重要环节。在许多临床类课程中会安排一定的见习;到学习的中期,还有阶段实习;毕业前还有毕业实习。临床见习、实习是对中医理论学习阶段的巩固与加强,也是对中医临床技能操作的培养和锻炼,同时也是学生就业岗前的最佳训练。因为只有通过实践,才能有真切的体会,真正掌握临床的技巧,也才能将书本上的有关理论内化为自己的知识。

（二）中医学习的阶段性

中医专业大学生在学习活动中,要完成两个心理过渡的任务:一个是从中学学习模式向适应中医学特点学习模式的过渡,另一个是做好从一个求知的学生向一位中医专业工作者过渡的准备工作。研究表明,中医专业大学生在完成这两个过渡的整个学习过程中,常常表现出三个连续发展的阶段。

1. 适应阶段 学生从中学毕业进入高等中医院校学习,面临着教学内容与前期基础教育所学的知识不太衔接,专业性强,课堂教学比重减少,自习时间增加,课堂讲授内容、作业形式与要求加深和更加灵活,课外阅读任务加大,考试次数减少等特点。这些变化会使大学一年级新生表现出一系列的不适应,主要表现在以下三个方面:

首先,一些大学新生在高考前的学习目标就是考取大学,一旦目标实现,就没有了新的努力方向,缺乏目标意识,有些新生有"憩一憩、松口气"的想法,直接影响到学习的积极性。加之大学生活相对宽松的环境,脱离老师与家长的直接监督。因此,入学后的半年中普遍存在新生课程学习积极性下降的现象。这对于中医基础课程的学习十分不利。

其次,中医学是一个独特的理论体系,它是在古代的唯物论和辩证法思想的影响和指导下,通过长期的临床实践,并受到古代自然和人文学科的影响,采用形象比较、类比推理等思维方法,以表意性文字和古汉语为表述工具而逐步形成的。它强调整体、重功能,采用"司外揣内"的功能观察法,与现代科学背景下形成的西方医学强调局部、重结构的形态观察法大相径庭。中医专业的新生由高中阶段相对比较直观、逻辑性强、易于推理的数理化课程突然转到"阴阳""五行""脏象""四气五味"等传统理论的学习中来,在思维方式上一时难以转变,因此中医专业新生易于产生"中医难学"的畏难情绪,有些同学偏听社会上对中医的一些负面言论,甚至提出"中医是否科学"的疑问。因而相较其他专业,中医专业学生易于出现对本专业缺乏兴趣、专业思想不稳固的现象。

再次,表现为学习能力的不适应。自学能力是决定大学生学习效果的重要因素。新入学的大学生都是高考竞争中的胜利者,自视较高,对自己的学习能力和习惯过于自信,学生将中学时的学习方式延续至大学,习惯于被动灌输式的教育模式,对大学老师提纲挈领式的启发式授课方式很难接受和适应,加上中医学习内容的广博,对理解力、记忆力、抽象思维能力要求的提升,使得以往的学习方法很难奏效,直接导致学习效率的下降。

在适应阶段中,学生应该主要解决:学习动机向社会责任感方面升华;培养独立自主的学习方法;学会统筹安排时间,制订好学习、生活、娱乐计划。

2. 稳定阶段 学生通过适应期,提高了对中医专业的认识和学习能力,心理状态趋于稳定,转入专心获取知识、发展能力的主体阶段。在此期间,学生要完成教学计划中全部基础课、专业基础课和大部分专业课程的学习,形成自己稳定的学科兴趣和一套适合于自己的学习方法。中医专业大学生知识积累和形成合理知识结构的任务主要在这个时期完成,并在大量的自主学习过程中,学习能力得到充分的锻炼和提高。到三、四年级,有的学生已经能够开始介入某些层面的研究工作。在这个阶段,学生主要解决的是巩固专业思想,打好扎实的专业基础,提高学习能力这三方面的问题。这些问题解决的程度,将决定学生毕业后走向社会、适应工作的应变能力之强弱和发展后劲之大小。

3. 定向阶段　从四年级下学期开始,学生随着学习任务从课程学习向毕业实习的转移,学生的学习活动又会发生一个显著的变化,这就是所谓心理和职业定向化的转变。在这个阶段,学生的学习活动,除了完成临床各科实践环节的学习外,还会考虑毕业后的个人职业方向,从而进行相关的准备。因为每个学生对自己未来工作性质、环境的预期设想不同,以及家庭经济状况和支持度不一,所以对学习活动的态度和积极性就会产生很大差异。如准备报考研究生的同学,会全力以赴地准备应试;已经与用人单位签订了工作协议的同学,会为即将投入的岗位做相关的知识和能力准备;而准备自主创业的学生会为个人规划而积极筹备,如选择性地进行各种情报资料的收集积累等。

这一阶段还表现为学生的自学能力向初步工作或研究能力的过渡。学生在临床实习、毕业课题设计、实施和毕业论文撰写等各种形式的毕业实践中,基本独立自主地尝试着医疗与科研创新的努力。这使得学生的观察力、思维力、想象力、诊疗能力、组织能力、社交能力等都得到综合性的锻炼和提高,实现从较单纯的学习活动向临床和研究实践的过渡。在这个阶段,学生职业定向和能力综合提高等问题解决得好与坏,将决定其毕业后适应业务工作能力的强或弱。

每个中医专业大学生的学习过程,大体都经过了这三个阶梯式连续发展的阶段。不过这三个阶段时空的连续性却是因人而异的。如果教育措施不力,引导不够,只依靠学生自发、被动地适应,适应阶段的时间就会延长,稳定阶段就被压缩,对学生的学习和发展极为不利。相反,在良好的教育环境和条件下,加上学生自身的努力,可缩短适应阶段,稳定阶段和定向阶段则自然延长。尽早适应,学会在新的环境下成长,可以在有限的学习时间内,实现知识积累和能力锻炼最大化,这将是学生学习活动发展的最佳模式。

第二节　中医学习的内容

中医在数千年的发展中,涌现了无数的名医名著,如何从卷帙浩繁中理出一条中医学习之路呢? 学习中医,必须了解中国传统文化背景,以及传统文化与中医理论之间的关系;必须重视中医经典的学习,要做到对经典原文烂熟于心、倒背如流,还要熟通其意、活学活用;必须重视中医理论在临床中的应用,做到早临床、勤临床、多临床、反复临床;必须注重新技术、新方法的学习,要学会用多学科的手段推进中医药的创新发展。

一、中医文化

(一)中医文化的含义

中医文化是中华民族优秀传统文化的重要组成部分,是中华民族几千年来认识生命、维护健康、防治疾病的思想和方法体系,是中医药服务的内在精神和思想基础。中医文化的核心价值主要体现为以人为本、医乃仁术、天人合一、调和致中、大医精诚等理念,可以用"仁、和、精、诚"四个字来概括。

"仁"体现了中医仁者爱人、生命至上的伦理思想,以救死扶伤、济世活人为宗旨,表现为尊重生命、敬畏生命、爱护生命。

"和"体现了中医崇尚和谐的价值取向,表现为天人合一的整体观,阴阳平衡的健康观,调和致中的治疗观,以及医患和谐、同道谦和的道德观。

"精"体现了中医的医道精微,要求精勤治学,精研医道,追求精湛的医术。

"诚"体现了中医人格修养的最高境界,要求心怀至诚与内,善言诚谨,表现在为人处事、治学诊疗、著述科研方面贵诚笃端方,戒诳语妄言、弄虚作假。

（二）中医文化与中医理论学习的关系

中医在中华大地上能够历千年而不衰,其根本原因在于从中国传统文化中汲取了丰富的营养。中国传统文化本身也是古代先贤在探索宇宙、自然、生命、社会、人事等内容的过程中产生的科学思想,中医学从萌芽发展到成熟壮大的过程中,必然深刻地烙印了中华传统文化的符号。它与中国传统文化的关系是特殊与一般的关系,是中国传统文化系统的子系统。因此学习中医文化要结合到具体的中医理论中去,既"重文化",又"厚基础"。

中国传统文化十分强调人与自然的和谐关系,认为人是自然界的一部分,要融入其中。如老子《道德经》云:"人法地,地法天,天法道,道法自然。"儒家经典《中庸》亦云:"能尽人之性,则能尽物之性;能尽物之性,则可以赞天地之化育,则可以与天地参矣。"中医理论认为"天人相应",即人体的生理状况与自然界息息相关,更以此为基础指导对于疾病的认识,如《素问·四气调神大论》云:"故四时阴阳者,万物之终始也,死生之本也。逆之则灾害生,从之则苛疾不起。"中医学还以此理论指导养生,如《灵枢·本神》云:"故智者之养生也,必顺四时而适寒暑。"

中庸,是指人们的思想、行为要同客观事物的度相符合,要注意分寸和火候,不能"太过"也不能"不及",是中国传统文化所推崇的理念。如《论语》云:"中庸之为德也,其至矣乎?"朱熹注曰:"中者,无过无不及之名也。""中"的意思不是在两个极端中找到中间的那个,而是找到合适的选择。《中庸》云:"中也者,天下之本也;和也者,天下之达道也。"即矛盾双方是对立统一的,双方处于动态平衡之中。中庸思想深刻影响着中医学。中医理论认为:阴阳平衡则不生疾病。如《素问·生气通天论》认为:"阳强不能密,阴气乃绝,阴平阳秘,精神乃治。"即人要保持各部分的平衡,才能进行正常的生理活动。在病理上,一旦人体的各种平衡遭到破坏,就会产生各种疾病,如各种气候失常,饮食五味不当,情志失节,劳逸失调等都可导致疾病的发生。如"阴之所生,本在五味,阴之五宫,伤在五味。"(《素问·生气通天论》)因此,在治疗上也就以恢复各种被破坏的平衡为目的。《灵枢·邪客》云:"补其不足,泻其有余。"《素问·至真要大论》亦云:"谨察阴阳所在而调之,以平为期。"中医倡调中,儒家弘中庸,佛家尊中观,道家崇中道。"中和"是中华优秀传统文化的精髓,其理念在中医防治疾病的理论中体现得淋漓尽致。

中医理论源于中医文化,就研究对象而言,都探讨了人与自然的关系、人与社会的关系。从其核心价值来看,都具有惊人的相似性。中医理论是植根于中华文化,是在中华传统文化的优秀理念指导下而应用于临床实践的一套理论体系。

在学习中医理论的过程中,要想更好、更准确地理解中医学,就需要置身于传统文化大背景下,广泛而深入地学习传统文化思想。

二、中医经典

中医经典是临床实践检验的经验结晶。所谓"经者,径也",是学习、研究、发展中医学术之门径。中医著作浩如烟海,人之精力有限,而经典之所以称之为经典,贵在其经久不衰的典范性和权威性。对经典的学习可起到举一反三、触类旁通的效用,驾轻就熟地获得更多间接经验。国医大师邓铁涛曾说过:"中医学博大精深,易学难精。我曾说过学习中医六十岁成才就是指难精。回想自己在中医领域取得的一点点成绩,主要得益于我博览群书,熟读四大经典,长期从事各家学说的教学研究"。王永炎院士也极力倡导"读经典,做临床",并认为读经典是提高中医工作者专业素质、促进临床水平的提高、培养优秀临床人才的重要途径。

目前普遍认为，《黄帝内经》《神农本草经》《伤寒论》《金匮要略》是中医必学的经典之作。《黄帝内经》是中医学理论体系的思维之源、学术之源，是基于古代中医实践经验总结的精华理论，不仅形成了系统的中医学理论体系和思维方法，还提出了疾病的病因病机、防治原则、诊疗要点等临床具体内容。《神农本草经》是古代中草药学家经验和智慧的结晶，归纳了中药的四气五味、七情和合，记载了 365 种中药主治功效等，对后世临床用药具有重要的指导作用。《伤寒杂病论》是汉代张仲景在总结《黄帝内经》《难经》等前人丰富理论和治疗经验基础上，形成的理论与实践相结合的经典著作，独创性地提出了六经辨证方法，对中医学理论与临床的结合起到了极大的推动作用。

除了上述经典，医学生还需要学习中医基础理论、中药学、方剂学、中医内科学、中医妇科学、中医儿科学等中医基础课程，打好中医基本框架，夯实理论基础。除此之外，一些具有影响深远的中医典籍也需要精读。比如《汤头歌诀》《药性赋》《濒湖脉学》《医学三字经》《神农本草经读》《本草纲目》《医学衷中参西录》等。

此外，要精读历代名家医案。医案，又称脉案、诊籍，是中医治疗疾病的记录。由医生将病人的症状、病因、脉象、舌象、病机、诊断、转归、治则、注意事项等做概括，简要地记述与分析，同时记录药物名称、剂量、炮制方法、服药方法等治疗措施而形成的文字资料。中医临床大家的医案往往是其临床经验的总结与反思，提供了鲜活的临床诊疗素材，因此对于医学生的辨证思维有极大的指导意义。阅读医案可训练辨证论治的技能，培养知常达变的能力。清代名医俞震曾说："闻之名医能审一病之变与数病之变，而曲折以赴之，操纵于规矩之中，神明于规矩之外，靡不随手而应，始信法有尽，而用法者之巧无尽也。成案甚多，医之法在是，法之巧亦在是，尽可揣摩。"阅读医案还可借鉴与学习古代名医的学术思想与经验。清代医家周学海说："每家医案中必有一生最得力处，细心遍读，是能萃众家之所长矣！"著名中医学家姜春华也说："我学习每家医案能收到或多或少的养料，如王孟英的养阴疗法、薛立斋的平淡疗法等，在临床上各有用处。"

《临证指南医案》《刘渡舟医论医话 100 则》《邓铁涛用药心得十讲》《焦树德方药心得》《国医大师熊继柏临床现场教学实录》等经典著作也是医学生广泛涉猎的内容。周学海曾言："宋以后医书，唯医案最好看，不似注释古书之多穿凿也。每部医案中，必有一生最得力处，潜心研究，最能汲取众家之所长。"对于中医学子而言，学习医案是从基础课程向临床阶段过渡的一座重要桥梁，通过医案学习，可以将零散的知识点系统化、整体化。

如何学好中医经典著作呢？国医大师熊继柏认为：第一步是读懂，力求辨释文理、明晰医理；第二步是读熟，在反复研读中抓重点，熟记背诵；第三步是融会贯通，在把握理论的基础上反复临证应用，让理论和实践互参互证。达到第三步，才能真正做到由博返约，深入浅出，最终厚积薄发。以中医经典理论为指导，临床上才会得心应手、获得奇效。《吴医汇讲》云："读古人书……所贵多读多看，融会贯通，由博反约，以求理明心得，临证方无望洋之苦。"只有熟读熟记，才能心领神会，才能学以致用。正如刘渡舟所言"不背一点书是没有功夫可言的"。

《素问·著至教论》记载："黄帝坐明堂，召雷公而问之曰：'子知医之道乎？'雷公对曰：'诵而未能解，解而未能别，别而未能明，明而未能彰。'"将学习经典医道的方法，总结为诵、解、别、明、彰五法。此五法同样适用于医学生对中医经典著作的学习。所谓诵，就是诵读经文，通读中医经典著作原文，对中医经典理论有一个广泛而概要的了解，同时对重要及关键经文段落进行背诵，为以后临证随机应变地运用打下基础；所谓解，就是对诵读的内容进行分析解释,理解经文的理论及其实践意义;所谓别,指对学习的内容进行对比、分析、综合、归纳,从而全面深入掌握中医理论;所谓明,指在前述基础之上,系统掌握、深刻理解传统中医理论,并触类旁通;所谓彰,就是将已经掌握的医学理论运用于临床实践,并进一步总结新规律,提升临床疗效,促进中医学的不断发展。

学习中医经典,还需要跟临床实践相结合,理论指导实践,在实践中加深对经典理论的理解,从而获得螺旋式提升。中医经典理论是源于古人实践的总结,学习经典理论必然离不开临证实践。通过大量的临证实践,一方面不断提高认知,加深对经文的理解,一方面则用经典理论进而指导临证实践。

三、中医临床

《素问·气交变大论》云:"善言天者,必应于人;善言古者,必验于今;善言气者,必彰于物。"理论必须联系临床实践,只有这样,才能真正提高中医的理论水平与临证水平。正所谓"博涉知病,多诊识脉,屡用达药"。中医临床的特点,决定了中医临床学习有其自身的规律。

(一)早临床

医学生在大五实习之前,大一到大四期间可以利用周末、寒暑假,进入医院跟师学习,早接触临床,了解医院运作和诊疗模式,通过观摩带教老师的诊疗过程,结合学习的基本专业知识和技能进行初步的医疗实践。比如完成问诊收集病史,在带教老师诊疗开方后,学习老师的诊疗思维与用药经验。选择临床经验丰富的医生进行跟诊学习,可以学习名师的临床思维与经验,并拓展对于疾病认识的思路。跟师学习是将名老中医药专家的学术思想传承下来的最佳途径。跟名师学习中医时可多跟几位名老中医药专家,学习众家之所长,这也是造就中医大家的必由之路。虽然尚未取得独立行医资格,但是早期可以在带教老师的指导下,针对一些常见病辨证论治,通过病人症状、体征分析出主要病机,用病机解释患者出现这些症状的中医机制,根据这些信息进行辨证分型,将临床实际与理论教学整合起来,体会理论结合临床的奥妙,激发学习热情。

(二)勤临床

勤临床不仅是指临床见习的频率,更是要在学习中医的过程中不脱离临床,勤思考,常总结的学习态度。国医大师唐祖宣特别强调勤于实践:"看病不能脱离临床,在实践中要及时总结。在书本上学到的理论知识,要学会灵活应用,不能拘泥于课本。平时学习中要勤思考、善观察、多积累、多总结、多领悟,真正把自己所学运用到临床诊疗疾病之中。"20世纪80年代,著名中医学家金寿山言语中肯指出:"中医如果只讲理论,不搞临床,理论说得再好,只能是耍花枪,好看不顶用"。

(三)学习临床思维

临床中医常用的思维方法主要包括天人合一、整体观念、辨证论治、复方治疗、治未病等。张伯礼院士认为这五个方面是中医传统理论体系中的原创思维。比如在课堂上,可以围绕医案,教师提出问题、学生分组交流讨论的开放探讨模式,使学生在医案教学中有所参与,以沉浸式学习将学生带入临床诊疗,提高学生对病症分析、病机判断、方药选择、疾病转归的整体把控,在讨论交流过程中集思广益,开阔思路,在巩固基础理论知识的同时,也学会灵活运用基础理论知识。在实习阶段,开展中医临床思维教学查房,通过教学实践让学生领悟中医理论、掌握辨证技能,规范中医操作,提高常见病、多发病的诊断分析能力,为病案书写打下良好基础。

四、中医创新

中医创新是中医进步的核心,是引领中医发展的驱动力。当代重大科学技术突破越来越依赖不同学科的交叉融合,这种融合所形成的综合性、系统性、渗透性可以有效解决中医面临的一些新问题。王永炎院士谈到中医临床人才培养时,提出:"中医治学当溯本求源,古为今用,继承是基础,创新是归宿,认真继承中医经典理论与临床诊疗经验,做到中医不能丢,进而才是中医现代化的实施"。厚积薄发,厚今薄古为治学常理。所谓勤求古训、融会新知,即是运用科学的临床思维方法,将理论与实践紧密联系,以显著的疗效,诠释、求证前贤的理论,寓继承之中求创新发展,从理论层面阐发古人前贤之未备,以推进学科之进步。

(一)中医历来重视创新

东汉建安年间,伤寒病暴发,死亡率很高。张仲景的族人十年间就死了三分之二。身为医生的张仲景,在临床第一线救死扶伤,潜心研究发病规律,在继承《黄帝内经》基础上,博采众方,终于摸索出伤寒病的辨证方法和治疗方剂,从而解决了伤寒的治疗难题。明代从永乐到崇祯年间,中国多次发生大疫,用《伤寒论》六经辨证方法辨治,收效不大。吴又可在大量临床实践的基础上提出"古方不能治今病",因为"今病"不是伤寒,而是一种从人的口鼻而入的戾气所引起的疾病,建立了新的病因说,创立了温病学说,从而解决了温病的治疗难题。

(二)中医创新需要学科融合

中医学在发展之初就是多学科交叉融合的结果,中国传统文化是中医发展的重要土壤,天文学、农学、心理学、逻辑学等学科对中医药文化建设有至为关键的作用;同时现代医学和生物技术手段的发展,为澄明经典理论方药之未明提供了可能。只有勤求古训,融会新知才能为中医药学科的发展带来新的动力,也有利于更好领悟中医经典的要义。正如著名教育家蔡元培先生所言:"研究也者,非徒输入欧化,而必于欧化之中,为更进之发明;非徒保存国粹,而必以科学方法揭国粹之真相"。强化学科交叉和寻求新的科研范式,重视中医与其他人文学科的交叉、跨越,能不断促进中医创新。

(三)中医创新要遵循发展规律

中医创新必须遵循中医药发展规律,传承精华,守正创新,加快推进中医药现代化、产业化。中医的守正,需要审慎地继承、研究、发扬优秀的传统宝贵财富;中医的创新,就是赓续精髓,在守正前提下汲古求新,要在提高理论创新能力、临床诊疗水平和传承效率等方面,进行更广度、深度地观察和思考,在思维定式和理论认识上有所突破。

第三节 中医学习的方法

"工欲善其事,必先利其器。"中医学习必然有规可循,有法可鉴。诵读中医经典、养成中医思维、勇于临证实践是中医成才过程中必不可少的重要环节。每个中医爱好者应该结合自身特点和习惯,借鉴他人学习经验,有意识地去发现、归纳,总结出适合自己的学习方法,实现预期学习目标。

一、诵读中医经典

中医经典是中医理论之渊薮,是经过数千年实践检验的知识结晶。唐代王冰将中医经典称之为"标格",认为中医经典是中医的载道之书、规范之书,是学习、研究中医的门径,是中医学子必须学习和遵循的书籍。

中医经典是对中医学知识系统化、理论化后的高度概括,蕴含着丰富的中医学术思想和各家学术观点。清代医家陈修园说:"儒者不能舍圣贤之书而求道,医者岂能外仲景之书以治疗。""习医之人,必以研读医经为首务。"指出中医经典是传承、创新、发展中医药的源头活水,只有深刻理解掌握中医经典,才能求得中医应有的疗效。国医大师朱良春先生也说:"中医经典是中医学术和中医思维的载体,只有经典烂熟于心,才能领悟中医之精妙,临证如有源头活水,底气充足,思路灵活,疗效确切。"

熟读经典是打下坚实中医理论基础、学好中医的重要前提。《名老中医之路》一书总结了近现代近百位名老中医的治学与成才之路,其中绝大多数名老中医非常注重学习、背诵经典著作,强调诵读中医经典是夯实中医功底的最好方式与手段。清代医家费伯雄曾说:"学医不读《灵》《素》,则不明经络,无以知致病之由;不读《伤寒》《金匮》无以知立方之法,而无从施治。"对于中医经典,不仅要通读中医经典著作原文,广泛而概要地了解中医经典理论,还要背诵重要及关键经文。《论语》说:"读书明理,正心修身。"对于中医经典更要常读常新,以读促记,以通促记,使诵读与理解形成良性互动,逐步内化为自己的知识,受益终生。学习中医经典也是通往中医殿堂的必由之路,只有对中医经典领悟到一定的境界,才能在临床中更好地发挥中医疗效,而再经过名师指导点拨,与临床相结合,则可获得进一步的升华。

二、养成中医思维

中医思维是中医理论体系与临床活动的内在核心,对中医理论体系的构建、演变以及中医临床诊疗活动都有着深刻的影响,也是中医学区别于西医学的内在原因。唐代孙思邈在《千金翼方》中提到:"医者意也,善于用意即为良医。"指出中医思维是每一名中医人应当具备的综合素质之一,它同理论、经验、技能与职业道德一样,具有非常重要的作用。《中共中央国务院关于促进中医药传承创新发展的意见》中明确指出:"改革人才培养模式,强化中医思维。"突出强调了中医思维在新时代中医药人才培养过程中的重要作用,只有注重培养学生的中医思维,激发学习兴趣,才能输出更多优秀中医药人才。

(一)结合传统文化培养中医思维

中医思维根植于中国传统文化,与哲学、史学等多学科交叉融合,属于中国传统思维模式。对于中医思维的培养,既要坚定文化自信,更要注重中华优秀传统文化的熏陶,通过学习中医传统文化,促进对古人思维方式的理解,促进对深奥中医理论的理解。如结合儒家的"中和"思想来理解中医的阴阳对立制约、五行的生克制化以达到人体的平衡协调,结合道家的"道""气"学说理解中医的精气学说,结合"道家"的"无为思想"、顺应自然的思想理解中医的养生观,结合《周易》的变易思维理解中医的动态生命观等等。

(二)结合自然、社会现象培养中医思维

观象是思维的起点,古人通过对事物或现象进行直观观察、比照,整理、归纳、抽提其中蕴含的共性和规律,进一步通过比附、推演可认识未知事物或现象。中医学重视人与自然、社会整体协调的整体观念,在学习过程中可结合周围熟悉的自然现象、社会现象体悟、认识人体生命活动。如通过观察天空中云层的变化,感受自然界中风气的流动,体悟什么是"气";通过观察自然界中树木的生长、调达特性,理解人体中"肝"主疏泄的生理功能、主升发的生理特性等。作为中医学生可在日常生活中多观察、多感受,逐步强化中医思维培养,为后续临证实践打下坚实基础。

（三）结合中医经典培养中医思维

中医经典是中医的灵魂所在,承载着中医思维的精华。通过熟读、背诵、研习《黄帝内经》《神农本草经》《伤寒论》《金匮要略》等中医经典,厘清中医的学术渊源,掌握其中蕴含的"天人合一""整体观念""取象比类"等中医主要的思维模式,有助于更好体会、领悟中医思维。

（四）结合临床实践培养中医思维

临床实践是深化理解运用中医理论,将理论知识转化为认识问题和解决问题能力的过程,是建立中医思维的重要基石和保障。医案是古今名医名家临床医疗实践过程的最真实记录,不仅详细记载了患者疾病的病因病机、发生发展、诊断治疗、演变预后,更详细记载了医家的临床诊疗思路,解读、分析名医名家医案是中医药高等院校教育中培养学生中医思维的重要方法。同时,作为中医学生可进一步通过跟师学习,亲自临床实践,对真实病例近距离的观摩和体会,总结积累经验,在临证实践中不断锤炼中医思维。

三、勇于临证实践

中医学之所以能绵延数千年而不衰,关键在于中医药能在防治疾病中发挥很好的疗效。中医的核心落脚点在于临床,其核心价值主要体现在临床疗效。学习中医最忌纸上谈兵,书本上学来的理论知识、老师的经验,只有通过临床实践反复验证,不断反思、总结,才能真正掌握中医精华。

（一）早期接触临床

早期临床实践可增强学生对中医的感性认识,有助于强化专业认同,作为中医学生可在入学后大一、大二阶段尽可能利用寒暑假、周六日等时间,深入各级中医医院、医疗社区卫生服务中心,甚至中医门诊,早期接触中医临床实践,熟悉中医诊疗流程,了解中医临床的诊疗优势,通过认真观察和体验,激发深入学习的主观能动性。

（二）跟师临床实践

师承教育是古今中医人才培养的重要模式,在中医理论体系传承数千年中发挥着重要作用。作为中医学生在学习书本的理论知识之外,要及早开展跟师学习,尤其跟中医名师大家学习,通过跟师临证、口传心授等方式,学习导师的经验用方、经验用药、经验用量;学习导师的临证思维,辨证要点,如何抓主症,如何因人、因时、因地制宜施治等,在日常诊疗中耳濡目染,逐步掌握和领会中医学术思想的精髓,提高对中医理、法、方、药的思考和运用能力。

（三）独立临证实践

"熟读王叔和,不如临证多"。中医学生要想成为高明的中医,应该争取独立动手临床实践的机会,争取多临床、反复临床,在临床实践中领悟,在反复临证中不断探索,大胆创新,做到理论与实践相结合,才能学有所用,学有所成。在独立临证实践过程中,要注意:一是要时刻怀有"仁心仁术"。清代医家喻昌说过:"医,仁术也。仁人君子必笃于情,笃于情,则视人犹己,为其所苦,自无不到之处。"只有怀有"仁心仁术",以"见彼苦恼,若己有之"感同身受的心,才能体会、理解病人痛苦,才会甘于奉献,才能真正做到全心全意为人民服务。二是要有整体观念思想,考虑患者先天禀赋、体质、饮食、情志、家庭环境等因素不同,做到因人、因时、因地制宜,灵活应用辨证论治。清代徐大椿《医学源流论》中指出:"夫七情六淫之感不殊,而受感之人各殊。或气体有强弱,质性有阴阳,生长有南北,性情有刚柔,筋骨有坚脆……一概施治,则病情虽中,而于人之气体,迥乎相反,则利害亦相反矣!"

笔记栏

第四节 中医学习的资源与案例

纵观历代中医先贤,无不熟谙医籍,筑基博学。精选优秀中医书籍,研读典型医案医话;同时,利用丰富网络资源,掌握现代信息技术,对于提升理论学习效果、强化中医临床实践能力、通过相关执业资格考试等具有极其重要意义和现实价值。

一、中医学习资源

(一)书籍资源

中医纸质、电子书籍浩瀚如海,璀璨如星,对于中医学生来说,必须学会从中选择极其优秀的中医书籍以供学习阅读。本科阶段,除了阅读经典书籍,如《黄帝内经》《难经》《伤寒杂病论》《神农本草经》《温病条辨》《温热经纬》等之外,还可博览其他重要的书籍,如《景岳全书》《脾胃论》《备急千金要方》《脉经》《医学衷中参西录》《医学心悟》《傅青主女科》《临证指南医案》《医理真传》等。

对于中医学生来说,中医大部分古籍语言晦涩难懂,如果直接阅读中医原著有困难的话,可以先读一些校释类书籍,如《黄帝内经素问校释》《诸病源候论校释》等,结合注解,可以更好地理解原文。

现代中医学著作语言通俗易懂,医家理论及临床经验值得中医学子进一步学习与传承。如施今墨、岳美中、蒲辅周、刘渡舟、邓铁涛、赵绍琴、王琦、祝之友等著名医家的相关书籍为中医学子提供了丰富的学习资源,均值得细细研读,在阅读中总结规律,应用于临床。

(二)网络资源

大学生要学会充分利用各种互联网资源以及图书馆、学术论坛等线下资源,拓展知识视野,丰富学术内涵,在学习中达到事半功倍效果。

互联网资源学习是一种非常重要的学习方法,也是提高大学生自学能力的重要途径。网络这种全新的学习形式具有开放性、互动性、虚拟性的特点,为学生的自主学习、教师的教学提供了许多便利条件。目前,互联网的学习资源中,各学科各领域的资源极为丰富,应有尽有,形式与内容多种多样。中医学习中常用的网络资源有:①中国知网(China National Knowledge Infrastructure,CNKI),该库是目前世界上最大的连续动态更新的中国期刊全文数据库,收录国内8 200多种重要期刊,内容覆盖自然科学、人文社会科学等多个领域;②万方数据库,涵盖期刊、会议纪要、论文、学术成果、学术会议论文的大型网络数据库。该平台的《中国学术会议论文全文数据库》是国内唯一的学术会议文献全文数据库,主要收录1998年以来国家级学会、协会、研究会组织召开的全国性学术会议论文;③维普网,其《中文科技期刊数据库》是经国家新闻出版总署批准的大型连续电子出版物;④中医药在线,目前数据库总数40余个,包括中医药期刊文献数据库、疾病诊疗数据库、各类中药数据库、方剂数据库、民族医药数据库、药品企业数据库、各类国家标准数据库(中医证候、治则、疾病、药物、方剂)等相关数据库;⑤中国生物医学文献数据库,是综合性中文医学文献数据库,整合了中国生物医学文献数据库、西文生物医学文献数据库、北京协和医学院博硕学位论文库等多种资源,涵盖基础医学、临床医学、预防医学、药学、口腔医学、中医学及中药学等生物医学的各个领域。

图书馆也是重要的知识来源,可为我们的思想带来启迪和认知升级。图书馆的藏书,不仅可以建立文字和信息的桥梁,连接不同知识领域的孤岛,也可以跨越语言和文化的障碍。

大学生要学会选择适合自己的资源进行学习,要明确自己不同阶段的学习重点,带着问题搜集资料,拓宽视野,触类旁通。同时要善于把零星的、片段的、散在的知识做聚焦化、系统化地处理。循序渐进,不断积累,不断深入,不断提高,这样才能做到学习效果事半功倍。

（三）相关考试

考试与教学存在着正向关联作用,充分发挥考试在整个教学过程中的导向、促进、反馈、激励作用,以考促学,学以致用,是中医学学习过程中不可或缺的环节。

1. 中医医师资格考试　中医医师资格考试是中医师职业准入考试。中医专业本科生毕业后只是一名预备中医师,能否成为临床中医师,能否合法行医,取决于其是否通过国家中医医师资格考试。因此,当前中医教学培养方案也不断与国家执业医师考试相接轨,中医专业学生要尽早了解中医执业医师资格考试,以提高学习的目的性、主动性和积极性。

医师资格考试分为两级四类,即执业医师和执业助理医师两级,每级均分为临床、中医（包括中医、民族医、中西医结合）、口腔、公共卫生四类。医师资格考试由实践技能考试和医学综合笔试两部分组成。实践技能考试成绩合格后方可参加医学综合笔试。考试成绩合格,可获得执业医师资格证或者执业助理医师资格证。

中医类别执业医师资格考试中实践技能考试主要考查考生对所学知识和掌握技能的综合理解与分析、实际应用操作的能力,同时考查其心理素质和应变能力,内容包括医师职业素养、中医思维与诊疗能力、中医操作技能、西医临床技能、临床常见病（中医临床常见病和西医临床常见病）。中医执业医师医学综合笔试主要考查考生对所学理论、知识的记忆、理解和综合运用能力,内容包括中医基础（中医基础理论、中医诊断学、中药学、方剂学）、中医经典（《黄帝内经》《伤寒论》《金匮要略》、温病学）、中医临床（中医内科学、中医外科学、中医妇科学、中医儿科学、针灸学）、西医综合（诊断学基础、内科学、传染病学）、医学人文（医学伦理学、卫生法规）五部分内容。中西医结合执业医师考试与中医执业医师考试医学综合笔试不同的主要是第三部分,考核内容为中西医结合临床（中西医结合内科学、中西医结合外科学、中西医结合妇产科学、中西医结合儿科学、针灸学）,另外西医综合部分包括的是诊断学基础、药理学、传染病学,其余科目均同中医执业医师医学综合笔试。

为适应临床实际工作需求的变化,医师资格考试大纲也在不断修订。中医类别执业医师考试一直注重"三基":基础理论、基本知识、基本技能,逐步更加强调突出经典、突出临床。所以,在校就读期间必须重视"三基",并强调理论与实践的密切结合,加强经典学习,重视医学知识的综合应用,重视临床实践能力,实习阶段或工作后应密切结合临床,强化临床实践能力培养。考试虽然以突出中医为重,但也应熟悉西医常规操作技能,并能对常见的检查结果进行分析。

关于报名条件要求,中医类别专业的毕业生不能报考临床、口腔、公共卫生类别医师资格考试。具有高等学校中医学专业本科以上学历,毕业后在医疗、保健机构中试用期满一年的,可以申请参加中医执业医师资格考试;中医学类别专业硕士和博士研究生在学习期间已具有一年以上的临床实践训练的,可以申请在毕业当年参加中医执业医师考试。而取得医师资格人员必须注册取得《医师执业证书》,并按照注册的执业地点、执业类别、执业范围从事相应的医疗、预防、保健活动。

医学生也要熟悉医师定期考核制度。根据《中华人民共和国医师法》及相关规定,相关部门要对医师的业务水平、工作成绩和职业道德进行定期考核,每两年为一个周期。一般分简易程序或一般程序进行。医师定期考核不合格,并经培训后再次考核仍不合格的不予注册。

2. 硕士研究生招生考试　考研升学,可进一步提升中医学生研学涵养。中医硕士研究生有学术学位和专业学位两种类型。学术学位硕士研究生以从事科学研究工作为主,专业学位硕士研究生以临床医疗技能训练为主。中医专业学位硕士研究生考试,初试采用临床医学综合能力(中医)考试,是为招收中医临床医学专业学位硕士研究生而设置具有选拔性质的全国统一入学考试,多由国家统一命题,考试范围主要包括基础医学(中医基础理论、中医诊断学、中药学、方剂学)与临床医学(中医内科学、针灸学等)两大部分。从熟悉记忆、分析判断、综合运用三个层次测试考生对中医学理论知识以及临床运用能力的掌握程度,以适应攻读中医药学各专业硕士学位课程之需要。目前,中医专业学位培养与住院医师规范化培训相接轨,其临床能力培养按照中医住院医师规范化培训标准进行。中医学术学位硕士研究生考试,是为招收中医药学专业的学术学位硕士研究生而设置的具有选拔性质的招生考试。考虑到各医学培养院校不同的办学特色和定位,中医学术学位硕士研究生初试业务课科目多由各招生单位按一级学科自主命题,着重考查医学专业素养和科研创新潜质。

3. 中医住院医师规范化培训考试　中医住院医师规范化培训是中医学生过渡到临床中医师的重要阶段,具有承前(医学院校基本教育)启后(继续医学教育)的重要作用。该培训考核包括过程考核、师承考核和结业考核。其中师承考核由培训基地负责组织实施,省级中医药管理部门负责对考核结果进行复核。结业考核工作实行分级管理,由国家中医药管理部门统筹管理,省级中医药管理部门负责本辖区结业考核工作的组织管理,考核基地负责结业考核工作的具体落实。结业考核分为专业理论考核和临床实践能力考核两部分,二者考核均合格者视为结业考核合格。未通过其中任一项者,可就未通过科目再次申请结业考核,已通过的科目成绩三年内有效。

无论哪种考试,目的均是不断促进医学生扎实掌握"三基",培养学生自学能力、临床思维能力、操作能力和解决问题能力,帮助学生自我发现薄弱环节,勤学不辍,为圆梦中医岐黄之术不断筑基夯底。

二、中医学习案例

(一)孙思邈熟读经典,夯筑大医根基之本

孙思邈素喜读书,精通诸子百家,善老庄,好释典。在其著作《备急千金要方·大医习业》中提出,欲成大医必熟读经典。如"凡欲为大医,必须谙《素问》《甲乙》《黄帝针经》《明堂流注》……《本草》《药对》,张仲景、王叔和、阮河南、范东阳、张苗、靳邵等诸部经方。"尤其是对张仲景的《伤寒杂病论》进行深入的研究,创立了从方、证、治三方面研究《伤寒杂病论》的方法,开创后世以方类证研究先河。《备急千金要方》被称为我国最早的医学百科全书,从基础到临床,理、法、方、药齐备。孙思邈也被后人尊称为"药王"。

(二)叶天士谦拜名师,成就大医必经之路

中医学是临床医学,要取得临床效果,必然需要丰富的经验,然而仅凭个人的点滴积累是无法满足多变的临床需要的。叶天士生于医学世家,相传叶氏学医曾先后拜师十七人,广采众长。拜名师,既可助明诸家医理,也可拜学一技之长者,最终融百家精华于一身。其拜师谦学的故事一直流传,当时叶天士与同行薛雪素有相轻之嫌,然而一次叶母患病,叶氏开方服后无好转,而本人又担忧母亲年迈未敢用白虎汤方。薛雪闻得此事,认为叶母病证必须重用白虎汤方才能有效,叶天士闻言顿悟,遂改用此方,果然痊愈。于是,他抛弃旧日积怨,主动前往薛家,诚心请教,二人共同学习研究医理,成为至交,共同为祖国的温病学发展做出了重要贡献。而叶氏也明白了天外有天,人上有人的道理,遍访天下名医,虚心求教,终于成为中国医学发展史上的伟大温病学家、医学大家。

（三）张锡纯顿悟医理，学习中医贵在圆通

张锡纯在《医学衷中参西录》论阳明病三承气汤证时，曾记载邑中名医刘肃亭先生治疗便秘用威灵仙之验案，一患者患便秘，有医生为其开大承气汤二剂，然而大便仍不下，遂请当地名医刘肃亭先生，加用威灵仙三钱大便即通下，病亦遂愈。记载曰："热入阳明大便燥结证，从前医者，投以大承气汤两剂不下，继延先生治之，单用威灵仙三钱，煎汤服后大便通下。"也就是说前医处大承气汤方后无效，刘肃亭先生仅加威灵仙一味药物，服之即效。问其机制，答曰："借威灵仙走窜之力以触发之，则硝、黄力之停顿者，可陡呈其开通攻决之本性，是以大便遂通下也。是威灵仙之于硝、黄，犹如枪炮家导火之线也。"此处借威灵仙性走窜之力，触发泻下药物下达之机关。而张锡纯闻此妙论，顿觉心地开通，大有所悟，后有仿此医案之时，亦随手奏效。一次，其师兄霍印科"怒动肝火"，又患外感，七八日后出现腹中胀满，大便燥结，一医为其开大承气汤，服后大便未通下，反而觉得胁下疼痛不可支。此时，张锡纯突然想到上次刘肃亭诊治案，悟到本次有肝气郁滞、肝火盛之诱因，遂用柴胡三钱、生麦芽一两疏通肝气，半个小时以后，患者胁下即不觉痛，又过一个小时，大便即通下，腹即不胀，病脱然痊愈矣。这就是张锡纯顿悟中医医理，并会圆通运用于临床实践中。对中医学生学习来说，学医必贵在通悟，而临证时方可启发灵妙思维。

（四）邓铁涛心怀天下，传承创新振兴中医

国医大师邓铁涛是我国著名的中医学临床家、理论家、教育家，幼承父业，始终将个人命运与中医事业紧密相连，立志为传承发扬中医药学而奉献终生。他长期思考着中医事业的前进方向及中医药学往哪里发展等令人深思的问题。邓铁涛为了中医生存与发展，先后四次上书，呕心沥血，不断奔走呐喊，在中医历经坎坷曲折发展、生存艰难时，奋笔疾书呼吁中医必须复兴，在面对非典传染病时，积极建议让中医及时介入治疗，他为中医学事业传承发展与复兴贡献了毕生精力。在中医药临床与理论研究中，重视传承经典，理论创新。如邓老在《心主神明论》一文中提出心"不仅具有血泵的机械作用，而且一定有作用于大脑的内分泌物"的论点。其后为医学界证实，心脏确有分泌内分泌素功能，从而印证了"心主神明"理论的科学性。这也提示要挖掘中医药学宝库，当以天下苍生为己任，从临床读经典，勇于提出假设，从而使中医学得以生生不息地传承与创新。

附录：中医药医籍参考书目

一、精读典籍

《黄帝内经》(《素问》《灵枢》)、《伤寒论》(张仲景)、《金匮要略》(张仲景)、《温病条辨》(吴瑭)、《温热经纬》(王士雄)、《神农本草经》。

二、专科医籍

（一）内科

《诸病源候论》(巢元方)、《脾胃论》(李杲)、《备急千金要方》(孙思邈)、《丹溪心法》(朱震亨)、《医学心悟》(程钟龄)、《医宗金鉴》(内科部分)(吴谦等)、《景岳全书·杂症篇》(张介宾)、《医学衷中参西录》(张锡纯)。

（二）妇儿外科

《傅青主女科》（傅山）、《景岳全书·妇人规》（张介宾）、《小儿药证直诀》（钱乙）、《幼科发挥》（万全）、《医宗金鉴·外科心法要诀》（吴谦等）、《外科正宗》（陈实功）、《疡科心得集》（高锦庭）。

三、其他医籍

《黄帝内经素问集注》（张志聪）、《灵枢经注证发微》（马莳）、《伤寒来苏集》（柯琴）、《金匮要略心典》（尤在泾）、《素问玄机原病式》（刘完素）、《脾胃论》（李杲）、《儒门事亲》（张从正）、《丹溪心法》（朱震亨）、《石室秘录》（陈士铎）、《医林改错》（王清任）、《温热论》（叶天士）、《本草纲目》（李时珍）、《针灸甲乙经》（皇甫谧）、《针灸大成》（杨继洲）、《医宗金鉴·正骨心法要旨》（吴谦）、《审视瑶函》（傅仁宇）、《目经大成》（黄庭镜）等。

📖 学习小结

1. 学习内容

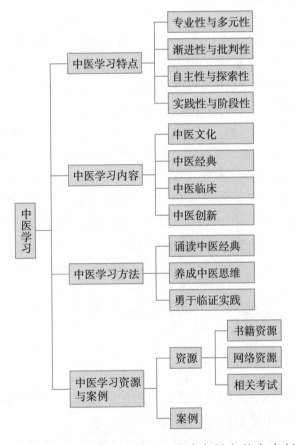

2. 学习方法　本章学习以自学内容为主，通过查阅文献和案例讨论，密切联系实际，结合自身具体情况，明确自己的学习目标，制订五年学习规划，结合中医学习方法与中医学习策略等内容学习，讨论探索适合自身的学习方法。

扫一扫，
测一测

（程绍民　刘四军　李永乐　贾爱明）

复习思考题

1. 什么是批判性学习？学习中医为什么要重视批判性思维的养成？
2. 什么是探索性学习？在学习中医的过程中如何进行探索性学习？
3. 如何看待具有中医特色的理论创新？
4. 如何提升中医临床思维的能力？
5. 当独立临证实践面对病人时有哪些注意事项？
6. 中医医师资格考试主要考核哪些内容？

◇◇◇ **第七章** ◇◇◇

医 事 制 度

> **学习目标**
>
> 1. 熟悉我国目前的卫生方针政策,包括卫生工作方针的形成和基本内容;
> 2. 了解我国现行医疗体制基本情况,包括公共卫生服务、医疗卫生服务、药品供应保障、医疗保障及产业发展体系;
> 3. 了解我国卫生机构的组成及职能;
> 4. 了解我国医疗卫生体制改革相关内容。

第一节　卫生方针政策

卫生工作方针是党和国家在一定历史阶段提出的卫生工作发展的总方向,是卫生基本政策的总概括,即国家为维护居民健康而制定的卫生工作主要目标、任务和行动准则。我国卫生工作方针是以党和国家的路线、方针、政策为依据,针对社会主义发展的不同历史阶段制定的。

一、我国卫生工作方针的形成

新中国成立初期,为了迅速改变旧中国遗留下来的极端落后的卫生状况,党中央制定了我国卫生工作的四大方针,即"面向工农兵,预防为主,团结中西医,卫生工作与群众相结合"。新中国成立以来,特别是改革开放以来,我国卫生事业有了更大的发展,1990 年,卫生部起草的《中国卫生发展与改革纲要(1991—2000)》提出了卫生工作的基本方针是贯彻预防为主,依靠科技进步,动员全社会参与,中西医协调发展,为人民健康服务。经中央同意,列入《中共中央关于制定国民经济和社会发展十年规划和"八五"计划的建议》之中。1991 年 4 月,第七届全国人民代表大会第四次会议审议通过的《中华人民共和国国民经济和社会发展十年规划和第八个五年计划纲要》将卫生工作方针修改为"贯彻预防为主,依靠科技进步,动员全社会参与,中西医并重,为人民健康服务",从而确定了我国卫生工作方针的基本框架。

1996 年 12 月,中共中央、国务院在北京召开了全国卫生工作会议,于 1997 年 1 月,发布了《中共中央国务院关于卫生改革与发展的决定》(简称《决定》)。《决定》中明确指出了新时期卫生工作的方针是"以农村为重点,预防为主,中西医并重,依靠科技与教育,动员全社会参与,为人民健康服务,为社会主义现代化建设服务"。至此,新时期的卫生工作方针正式形成。

2016 年 10 月 25 日,中共中央、国务院印发《"健康中国 2030"规划纲要》,正式将习近平总书记在全国卫生与健康大会讲话中的"以基层为重点,以改革创新为动力,预防为主,中西医并重,将健康融入所有政策,人民共建共享"38个字确立为新时期我国卫生与健康工作方针。至此,我国的医疗卫生工作重点从过去的"预防为主"转向"防治结合",新的卫生工作方针将人民健康保障工作从过去的医疗卫生领域拓展为"大卫生""大健康"理念。

二、我国卫生工作方针的基本内容

新时期卫生工作指导方针的六句话,可以划分为三个组成部分:第一部分是卫生工作的战略重点,包括以基层为重点、预防为主、中西医并重;第二部分是卫生工作的基本策略,包括以改革创新为动力;第三部分是卫生工作的根本宗旨,包括将健康融入所有政策,人民共建共享。卫生工作方针的基本内容如下:

(一)以基层为重点

用"基层"代替"农村",反映了国家经济社会发展的新形势、新需求。随着城镇化推进,"农村"越来越多城镇化了,农民成了居民,卫生工作重心下移,不仅仅是农村,还有城镇的社区,这也为分级诊疗"基层首诊、双向转诊、急慢分治、上下联动"原则作了理论注脚。当然,对于"基层"的理解,除了地域、行政层级的区别外,更应关注医疗预防关口的前移,疾病发生的最前沿、健康守门人就是基层,而不是乡镇卫生院是基层,城市医院就不是基层了。

(二)预防为主

预防保健是我国卫生工作三大战略重点的第二个重点。预防为主是新中国成立初期所制定的卫生工作四大方针之一;新时期的卫生工作方针继续把预防为主确定为主要内容,不仅是我国新中国成立以来卫生工作宝贵经验的总结,也是全世界卫生工作的基本方针,必须一以贯之,长期坚持。

(三)中西医并重

振兴中医是我国卫生工作三大战略重点的第三个重点。新中国成立以来,在党的团结中西医方针的指导下,中医事业的发展取得了伟大的成就。新时期提出中西并重的方针,是以往团结中西医方针的继承和发展,是振兴中医和中医走向世界的政策保证。

(四)将改革创新作为动力

代替原来"依靠科技与教育"。进一步表明在未来15年,适应经济新常态,必须改革与完善包括卫生与健康为重点内容的社会保障体系,使之更加适应经济发展,更加满足群众需求。科技与创新有千丝万缕的关系,但创新的概念远不止科技所能涵盖,科技创新、文化创新、制度创新都与健康息息相关。

(五)将健康融入所有政策

比"动员全社会参与"更具体、更明确。后者是倡导、运动式的,参与而已;前者的要求更明确,路径很清晰,就是在所有政策中融入健康。制定政策时必须要有健康的意识,要以人为本,真正地既将人的健康作为经济社会发展的基石,又作为经济社会发展的目的。

(六)人民共建共享

卫生工作"两为"方针深入人心,用人民共建共享,更有利于动员人民群众参与卫生与健康事业。大力发展卫生与健康事业既要为了人民,也要依靠人民。将人民群众的付出与收获紧密联系在一起。

与我国过去的卫生工作方针相比较,其共同点是二者都重视"预防为主,中西医并重",尤其是新时期卫生工作方针特别强调以基层为重点,预防为主,中西医并重。

第二节　现行医疗体制基本情况

我国的基本医疗卫生制度主要由公共卫生服务体系、医疗卫生服务体系、医疗保障体系、药品供应保障体系和产业发展体系构成。

一、公共卫生服务体系

简单地说，公共卫生就是疾病预防控制。公共卫生服务具有公共产品的特性，政府在公共卫生产品供给中承担主要职责。公共卫生服务体系指为全体人民健康提供公共卫生服务的各种组织机构的总称，它由专业公共卫生服务网络和医疗服务体系的公共卫生服务功能部分组成。专业公共卫生服务网络包括疾病预防控制、健康教育、妇幼保健、精神卫生、应急救治、采供血、卫生监督和计划生育等。是以基层医疗卫生服务网络为基础的医疗服务体系，为群众提供日常性公共卫生服务。公共卫生服务体系在落实我国预防为主的卫生工作方针、尽可能使老百姓少得病方面发挥着重要作用。

公共卫生服务体系也简称为公共卫生体系，其核心在于疾病预防控制系统，这个系统由政府、主管部委、实施中心、疾控专业人员、保障医疗机构来协调组成。它主要指各级卫生行政部门、疾病预防控制机构、卫生监督管理机构、医疗救治机构和公共卫生研究机构等。为了应对各种重大突发公共卫生事件，一些发达国家将公共卫生体系建设纳入国防安全、经济安全等现代大安全范围之中。其总任务是负责辖区的疾病监测、预防、控制。

公共卫生体系的具体任务：做好公共场所、学校、劳动、放射、食品等五大卫生监督监测管理；做好预防接种、消杀、从业人员体检、卫生宣教、传染病预防控制和救治；应对突发公共卫生事件；建立并监控辖区人群健康信息，指导并治疗患者，监测并报告相关信息；研究和预测辖区人群健康态势，制订、修订并实施防治规划，调整防治方案等。所以，"公共卫生体系"应该是"由政府主导并全力支持的，集疾病监测、预防、控制和治疗于一体的公共卫生工作系统"。

《中华人民共和国中医药法》规定：县级以上人民政府应当发展中医药预防、保健服务，并按照国家有关规定将其纳入基本公共卫生服务项目统筹实施；县级以上人民政府应当发挥中医药在突发公共卫生事件应急工作中的作用，加强中医药应急物资、设备、设施、技术与人才资源储备；医疗卫生机构应当在疾病预防与控制中积极运用中医药理论和技术方法。

根据《"健康中国2030"规划纲要》要求，到2030年，促进全民健康的制度体系更加完善，强化覆盖全民的公共卫生服务，实施慢性病综合防控战略，强化慢性病筛查和早期发现。加强重大传染病防控，完善传染病监测预警机制。健全人口与发展的综合决策体制机制，完善有利于人口均衡发展的政策体系。到2030年，全国出生人口性别比实现自然平衡。继续实施完善国家基本公共卫生服务项目和重大公共卫生服务项目，使城乡居民享有均等化的基本公共卫生服务。

二、医疗卫生服务体系

我国的医院分为公立医院和社会办医院。其中，公立医院分为政府办医院（根据功能定位主要划分为县办医院、市办医院、省办医院、部门办医院）和其他公立医院（主要包括军队医院、国有和集体企事业单位等举办的医院）。县级以下为基层医疗卫生机构，分为公立和社会办两类。专业公共卫生机构分为政府办专业公共卫生机构和其他专业公共卫生机构（主要包括国有和集体企事业单位等举办的专业公共卫生机构）。

经过长期发展,我国已经建立了由医院、基层医疗卫生机构、专业公共卫生机构等组成的覆盖城乡的三级医疗卫生服务体系。但是,医疗卫生资源总量不足、质量不高、结构与布局不合理、服务体系碎片化、部分公立医院单体规模不合理扩张等问题依然突出。

《中华人民共和国中医药法》规定:政府举办的综合医院、妇幼保健机构和有条件的专科医院、社区卫生服务中心、乡镇卫生院,应当设置中医药科室。县级以上人民政府应当采取措施,增强社区卫生服务站和村卫生室提供中医药服务的能力。目前我国中医药服务体系发展总体规模不断扩大,发展水平和服务能力逐步提高。初步形成了医疗、保健、科研、教育、产业、文化整体发展新格局。对经济社会发展贡献度明显提升,2017年中药工业总产值8 442亿元,中药企业达到3 813家,中医药已传播至183个国家和地区。但是中医药资源总量仍然不足,中医药服务领域出现萎缩现象,基层中医药服务能力薄弱,发展规模和水平还不能满足人民群众健康需求。中医药治理体系和治理能力现代化水平亟待提高,其走向世界面临制约和壁垒,国际竞争力有待进一步提升。

党的十八大提出的全面建成小康社会的宏伟目标业已实现。党的二十大提出,要推进健康中国建设,把保障人民健康放在优先发展的战略位置。促进中医药传承创新发展,健全公共卫生服务体系。要进一步优化医疗卫生资源配置,构建与国民经济和社会发展水平相适应、与居民健康需求相匹配、体系完整、分工明确、功能互补、密切协作的整合型医疗卫生服务体系,为实现人民健康水平持续提升奠定坚实的医疗卫生资源基础。《"健康中国2030"规划纲要》要求,全面建成体系完整、分工明确、功能互补、密切协作、运行高效的整合型医疗卫生服务体系。到2030年,15分钟基本医疗卫生服务圈基本形成,每千常住人口注册护士数达到4.7人。此外,国家鼓励中医西医相互学习,相互补充,协调发展,发挥各自优势,促进中西医结合。国家发展中西医结合教育,培养高层次的中西医结合人才。

三、药品供应保障体系

药品是维护公众身体健康的特殊商品,关系国计民生。保障药品供应,尤其是保障满足人民基本医疗需求的药品供应是国家药物政策的重要内容。党的十七大提出了建设覆盖城乡居民的药品供应保障体系,为群众提供安全、有效、方便、价廉的医疗卫生服务,提高全民健康水平。2009年3月《中共中央 国务院关于深化医药卫生体制改革的意见》明确要求:"加快建立以国家基本药物制度为基础的药品供应保障体系,保障人民群众安全用药"。

药品供应保障体系建设是一项复杂的系统工程,涉及国家基本药物制度建设、药品生产流通体制改革和药品价格管理改革等多方面的内容。2009年8月,卫生部、国家发展和改革委员会等9部委发布了《关于建立国家基本药物制度的实施意见》,标志着我国建立国家基本药物制度工作的正式实施。根据国家基本药物目录及相关管理办法,基本药物是适应我国基本医疗卫生需求、剂型适宜、价格合理、能够保障供应、公众可公平获得的药品。国家将基本药物全部纳入基本医疗保障药品目录,报销比例明显高于非基本药物,降低个人自付比例,用经济手段引导广大群众首先使用基本药物。主要先由基层医疗机构开始执行。2016年12月,《国务院关于印发"十三五"深化医药卫生体制改革规划的通知》明确要求,实施药品生产、流通、使用全流程改革,调整利益驱动机制,破除以药补医,推动各级各类医疗机构全面配备、优先使用基本药物,建设符合国情的国家药物政策体系,理顺药品价格,促进医药产业结构调整和转型升级,保障药品安全有效、价格合理、供应充分。2021年5月,国务院印发《深化医药卫生体制改革2021年重点工作任务》,提出要推进药品耗材集中采购,加大力度推进国家医保谈判药品落地使用。推进医保支付方式改革,按疾病诊断相关分组付费、按病种分值付费试点,促进精细管理。完善基层机构医保政策,引导恢复期和康复期患者到基层就诊。

四、医疗保障体系

医疗保障制度是社会保障制度的重要组成部分,它对国民健康以及经济和社会发展有着重要作用,是国家的基本经济社会制度之一。我国医疗保障体系的整体构架为城镇职工基本医疗保险制度、城镇居民基本医疗保险制度、新型农村合作医疗制度,它们构成了我国医疗保障制度的基础部分,为受众提供基本的医疗保险。

目前,我国在制度层面上已经形成了以基本医疗保险为主,辅以各种形式的补充医疗保险、社会医疗救助为底线的多层次医疗保障体系的基本框架。基本医疗保险保障人群为城镇职工、城镇居民(包括在校学生、儿童、没有收入的老年人、丧失劳动能力者);农村居民通过参加新型农村合作医疗享受基本医疗保险保障。2016 年国务院印发《关于整合城乡居民基本医疗保险制度的意见》明确要求,整合城镇居民基本医疗保险(以下简称城镇居民医保)和新型农村合作医疗(以下简称新农合)两项制度,建立统一的城乡居民基本医疗保险(以下简称城乡居民医保)制度,具体体现在"六个统一",即统一覆盖范围、统一筹资政策、统一保障待遇、统一医保目录、统一定点管理、统一基金管理。

基本医疗保险坚持"低水平、广覆盖"的原则,保障水平有限,对于更为灵活、更高医疗保障的需求而言,只能通过补充医疗保险来满足。商业保险公司对此专门推出了多种补充医疗保险产品,使商业健康保险与基本医疗保险衔接起来,更好地为不同需求者解决高额医疗费用问题,成为补充医疗保险的主要提供者。从而在全国建立起较为完善的基本医保、大病保险、医疗救助、疾病应急救助、商业健康保险和慈善救助衔接互动、相互联通机制,普遍建立比较健全的医疗保障体系。

《"十四五"全民医疗保障规划》公布,明确了"十四五"期间全民医保总体目标,指出到 2025 年,医疗保障制度更加成熟定型,基本完成待遇保障、筹资运行、医保支付、基金监管等重要机制和医药服务供给、医保管理服务等关键领域的改革任务,实现多层次医疗保障制度体系的健全。多层次医疗保障体系分为三个部分,核心层是以基本医保为主,辅之以大病医保和医疗救助。中间层是以生育保险和长期护理保险等面向特定人群的社会保障。最外层则是以商业健康险为主、医疗互助和慈善捐助为辅的市场化保障模式。前两个部分是社会保障的范畴,主要由医疗保障部门推动和监管,最后一个部分则是对社保的补充,更多依靠市场来推动,监管也涉及多个部门。

五、产业发展体系

医药产业是指在国民经济中确立以中医或西医理论为主导,现代多学科共同参与的、专门从事医药资源利用、开发、研究、产品经营及其相关经济活动的一种健康产业体系。它是在国家产业政策支持下,紧紧围绕医药产品和知识产权进行运作,根据人们对医药及医药产品的医疗、保健需求,通过对中、西医药资源的利用来进行有序而规范的开发和经营,最终为提高人们的健康水平和生活质量而服务。医药产业体系主要涵盖医疗、医药、养老、养生、康体运动及健康管理六大子行业,主要包括中药民族药产业、化学药产业、生物制品产业、医疗器械产业及医药衍生品产业 5 个子产业。

中医药产业体系是健康产业的重要组成部分,是由相互依存、互为发展的各中医药产业组成的有机系统。它涵盖了第一产业、第二产业和第三产业,所包括的细分产业主要有中药材种植、养殖和采集、中医药制造(中药饮片加工、中成药生产)、中医药医疗仪器设备及器械制造、中医药产品流通服务、中医药医疗卫生服务、中医药健康管理与健康促进服务、中医药养生保健服务、中医药健康旅游服务,以及其他与健康相关的中医药服务等。

中医药不但是我国潜力巨大的一种经济资源,还是我国非常重要的一种生态资源,在我国经济社会整体的发展过程中发挥的作用也日益重要。中医药健康产业的发展已然上升到国家战略的层面,中央已出台一系列的政策来支持和推动中医药健康产业发展。2016 年 2月,国务院发布的《中医药发展战略规划纲要(2016—2030 年)》将中医药产业提升至"国民经济重要支柱"的地位,中医药健康产业的发展前景愈加广阔。2022 年 3 月,国务院印发了《"十四五"中医药发展规划》,提出到 2025 年,中医药健康服务能力明显增强,进一步完善中医药高质量发展政策和体系,在健康中国建设中的独特优势得到充分。共部署了建设优质高效中医药服务体系,提升中医药健康服务能力,建设高素质中医药人才队伍,建设高水平中医药传承保护与科技创新体系,推动中药产业高质量发展,发展中医药健康服务业,推动中医药文化繁荣发展,加快中医药开放发展,深化中医药领域改革以及强化中医药发展支撑保障等十个重点任务。

新中国成立以来,尤其是改革开放以来,我国的中医药健康产业获得巨大的发展,基本上构建起了以中药材生产为基础、以中医药制造业为主体、以中医药服务业为纽带的中医药健康产业发展体系。然而从总体情况来看,我国中医药产业的发展水平并不理想。数据显示,我国医药产业仅占全球的 7%,天然药物仅占世界天然药物市场的 3% ~ 5%,中药出口额不足国际中草药市场的 10%。中医药产业总体经济效益低下,产业所面临的涉及科研投入不足、产业规模较小、缺乏产权保护意识等资源和环境问题,已逐渐成为影响和制约我国中医药健康产业高质量发展的重大障碍。

因此,要探索中医药产业发展新思路、新方法、新机制,构建集种植、研发、加工、销售、康养、旅游于一体的中医药产业发展体系,推动中医药产业链全领域、高质量发展,促进整个人类的经济社会与自然生态环境和谐共生与可持续发展,需要从以下几个方面发力:①开发出使用中药资源的功能食品、日用品、保健品等系列产品,从而提高中药资源的综合有效利用率;②推进中医药健康产业与养老服务产业的融合,发展中医药健康养老服务业;③与养生保健服务产业融合,发展中医药健康养生保健服务业;④从中医药浓厚的文化底蕴人手,发展中医药文化创意产业,促进中医药文化产业的大力发展;⑤推动中医药健康产业与旅游产业的有机融合,开发中医药健康旅游产品和旅游线路,建设中医药健康旅游综合体等。

第三节 卫 生 机 构

卫生机构(组织)是指从卫生行政部门取得《医疗机构执业许可证》,或从民政、工商行政、机构编制管理部门取得法人单位登记证书,为社会提供医疗保健、疾病控制、卫生监督等服务或从事医学科研、医学教育等的卫生单位和卫生社会团体。包括医疗机构、疾病预防控制中心(防疫站)、采供血机构、卫生监督及监测(检验)机构、医学科研和在职培训机构、健康教育所等。

我国卫生机构(组织)主要分为卫生行政机构(组织)、卫生事业机构(组织)和群众卫生机构(组织)三大类。

一、卫生行政机构

卫生行政机构,是指各级政府负责医疗卫生行政工作的部门,主要负责医疗卫生方面的政策、环境工作,具体的执法、业务工作由下级事业单位负责。目前卫生行政部门是各级卫

笔记栏

生健康委员会、卫生健康局。2018年我国机构改革,卫生和计划委员会改为卫生健康委员会,县级卫生行政部门改为卫生健康局。原安全监督负责的职业卫生监督管理再次由卫生行政部门负责。

卫生行政部门下有卫生监督局(所)、疾病预防控制中心(或卫生防疫站)、妇幼保健院、各级公立医院、乡镇卫生院等。

（一）国家卫生健康委员会及国家中医药管理局

2018年3月,十三届全国人大一次会议批准《深化党和国家机构改革方案》,将国家卫生和计划生育委员会、国务院深化医药卫生体制改革领导小组办公室、全国老龄工作委员会办公室的职责,工业和信息化部的牵头《烟草控制框架公约》履约工作职责,国家安全生产监督管理总局的职业安全健康监督管理职责整合,组建国家卫生健康委员会,作为国务院组成部门。国家中医药管理局由国家卫生健康委员会管理。

2018年3月27日,新组建的国家卫生健康委员会正式挂牌。其主要职责为:

1. 组织拟订国民健康政策,拟订卫生健康事业发展法律法规草案、政策、规划,制定部门规章和标准并组织实施。统筹规划卫生健康资源配置,指导区域卫生健康规划的编制和实施。制定并组织实施推进卫生健康基本公共服务均等化、普惠化、便捷化和公共资源向基层延伸等政策措施。

2. 协调推进深化医药卫生体制改革,研究提出深化医药卫生体制改革重大方针、政策、措施的建议。组织深化公立医院综合改革,推进管办分离,健全现代医院管理制度,制定并组织实施推动卫生健康公共服务提供主体多元化、提供方式多样化的政策措施,提出医疗服务和药品价格政策的建议。

3. 制定并组织落实疾病预防控制规划、国家免疫规划以及严重危害人民健康公共卫生问题的干预措施,制定检疫传染病和监测传染病目录。负责卫生应急工作,组织指导突发公共卫生事件的预防控制和各类突发公共事件的医疗卫生救援。

4. 组织拟订并协调落实应对人口老龄化政策措施,负责推进老年健康服务体系建设和医养结合工作。

5. 组织制定国家药物政策和国家基本药物制度,开展药品使用监测、临床综合评价和短缺药品预警,提出国家基本药物价格政策的建议,参与制定国家药典。组织开展食品安全风险监测评估,依法制定并公布食品安全标准。

6. 负责职责范围内的职业卫生、放射卫生、环境卫生、学校卫生、公共场所卫生、饮用水卫生等公共卫生的监督管理,负责传染病防治监督,健全卫生健康综合监督体系。牵头《烟草控制框架公约》履约工作。

7. 制定医疗机构、医疗服务行业管理办法并监督实施,建立医疗服务评价和监督管理体系。会同有关部门制定并实施卫生健康专业技术人员资格标准。制定并组织实施医疗服务规范、标准和卫生健康专业技术人员执业规则、服务规范。

8. 负责计划生育管理和服务工作,开展人口监测预警,研究提出人口与家庭发展相关政策建议,完善计划生育政策。

9. 指导地方卫生健康工作,指导基层医疗卫生、妇幼健康服务体系和全科医生队伍建设。推进卫生健康科技创新发展。

10. 负责中央保健对象的医疗保健工作,负责党和国家重要会议与重大活动的医疗卫生保障工作。

11. 管理国家中医药管理局,代管中国老龄协会,指导中国计划生育协会的业务工作。

12. 完成党中央、国务院交办的其他任务。

（二）省、自治区、直辖市卫生健康委员会

其主要职责为依据本地区实际情况,贯彻执行卫生健康工作法律法规;推进深化医药卫生体制改革;拟订并组织实施严重危害人民健康公共卫生问题的干预措施;协调落实应对人口老龄化政策措施;贯彻落实国家药物政策和国家基本药物制度;负责职责范围内的公共卫生和传染病防治监督管理;监督实施医疗机构、医疗服务行业管理办法;负责计划生育管理和服务工作;指导地方卫生健康工作;负责省级保健对象的医疗保健工作;管理省中医药管理局;完成省委、省政府和国家卫生健康委交办的其他任务等。

（三）市卫生健康委员会

市卫生健康委员会贯彻落实党中央、省委、市委关于卫生健康工作的方针政策和决策部署,在履行职责过程中坚持和加强党对卫生健康工作的集中统一领导。主要职责是:贯彻执行中央、省卫生健康工作的法律法规和政策规定,组织拟订全市卫生健康事业发展规范性文件并组织实施;依据市政府公布的部门"权责清单",依法行使行政职权,承担行政职责;完成市委、市政府交办的其他任务等。

（四）区、县卫生健康局

区、县卫生健康局主要职责包括:贯彻执行国家卫生健康工作的法律法规和方针政策;协调推进全区(县)医药卫生体制改革;指导规范卫生行政执法工作;制定并组织落实全区(县)疾病预防控制规划等公共卫生问题的干预措施;负责卫生应急工作;组织实施国家药物政策和国家基本药物制度;负责职责范围内的公共卫生和传染病防治监督管理;制定全区(县)医疗行业管理办法并监督实施;指导地方卫生健康工作;组织拟订全域卫生健康人才发展和科技发展规划;负责全域保健对象的医疗保健工作;协助配合相关部门完成有关行政审批工作,并加强事中事后监管;完成区(县)委、区(县)政府交办的其他任务。

二、卫生事业机构

卫生事业机构(组织)是承担医药、卫生、监督、保健、医学教育及医学科学领域研究的卫生事业机构,是向社会提供各种卫生服务的各类专业机构。主要包括:医疗机构、疾病预防控制机构、卫生监督机构、妇幼保健机构、医学教育机构和医学研究机构等。

（一）医疗机构

医疗机构是依法成立的从事疾病诊断、治疗活动的卫生机构。从概念上可以理解为三个层面:

第一,医疗机构是依法成立的卫生机构。依法成立是指依据国务院《医疗机构管理条例》及其实施细则的规定进行设置和登记。只有依法取得设置医疗机构批准书,并履行登记手续,领取了《医疗机构执业许可证》的单位或者个人才能开展相应的诊断、治疗活动。

第二,医疗机构是从事疾病诊断、治疗活动的卫生机构。根据设立卫生机构目的的不同,我国将卫生机构分为医疗机构和疾病预防机构等。前者主要以开展疾病诊断、治疗活动为主,后者主要以开展卫生防疫、疾病预防和控制活动为主。卫生机构是一个广义的概念,它还包括其他与卫生工作密切相关的机构。

第三,医疗机构是从事疾病诊断、治疗活动的卫生机构的总称。我国的医疗机构是由一系列开展疾病诊断、治疗活动的卫生机构构成的。

我国医疗机构主要包括医院、基层医疗卫生机构、专业公共卫生机构和其他机构。其中,医院、卫生院是我国医疗机构的主要形式。根据《2022年我国卫生健康事业发展统计公报》显示,2022年末全国医疗卫生机构总数1 032 918个,其中:医院36 976个,基层医疗卫生机构979 768个,专业公共卫生机构12 436个。医院中,公立医院11 746个,民营医院25 230个。

基层医疗卫生机构中社区卫生服务中心(站)36 448 个,乡镇卫生院 33 917 个,诊所和医务室 282 386 个,村卫生室 587 749 个。

（二）疾病预防控制机构

疾病预防控制机构是政府举办的实施疾病预防控制与公共技术管理和服务的公益事业单位。

疾病控制中心一词来自美国主管国家疾病预防控制的业务机构,现更名为疾病控制与预防中心(Center for Disease Control and Prevention,CDC/CDCP)。目前,我国已建立中国疾病预防控制中心(Chinese Center for Disease Control and Prevention),为国家卫生健康委直属事业单位。并且在各省、自治区、直辖市设立了相应的分支机构。其使命是通过对疾病、残疾和伤害的预防控制,创造健康环境、维护社会稳定、保障国家安全、促进人民健康;其宗旨是以科研为依托、以人才为根本、以疾控为中心。主要职责包括:

1. 开展疾病预防控制、突发公共卫生事件应急、环境与职业健康、营养健康、老龄健康、妇幼健康、放射卫生和学校卫生等工作,为国家制定公共卫生法律法规、政策、规划、项目等提供技术支撑和咨询建议。

2. 组织制定国家公共卫生技术方案和指南,承担公共卫生相关卫生标准综合管理工作;承担实验室生物安全指导和爱国卫生运动技术支撑工作;承担《烟草控制框架公约》履约技术支撑工作;开展健康教育、健康科普和健康促进工作。

3. 开展传染病、慢性病、职业病、地方病、突发公共卫生事件和疑似预防接种异常反应监测及国民健康状况监测与评价,开展重大公共卫生问题的调查与危害风险评估;研究制定重大公共卫生问题的干预措施和国家免疫规划并组织实施。承担疾控信息系统建设、管理及大数据应用服务技术支持。

4. 参与国家公共卫生应急准备和应对,组织制定食品安全事故流行病学调查和卫生处理相关技术规范。指导地方突发公共卫生事件调查、处置和应急能力建设以及食品安全事故流行病学调查。承担新涉水产品、新消毒产品的技术评审工作。

5. 开展疾病预防控制、突发公共卫生事件应急、公众健康关键科学研究和技术开发,推广疾病预防控制新理论、新技术、新方法,推进公共卫生科技创新发展。

6. 开展公共卫生专业领域的研究生教育、继续教育和相关专业技术培训。

7. 指导地方实施国家疾病预防控制规划和项目,开展对地方疾病预防控制机构的业务指导,参与专业技术考核和评价相关工作。

8. 开展全球公共卫生活动和公共卫生领域的国际交流与合作,执行有关国际援助任务。

9. 承办国家卫生健康委交办的其他事项。

（三）卫生监督机构

卫生监督机构主要承担着食品、学校、环境、放射、职业五大公共卫生及医疗市场、传染病等的卫生监督工作。根据原卫生部《卫生监督机构建设指导意见》,卫生监督机构建设原则为总体规划、统筹兼顾;分级负责、加强管理;因地制宜、分类指导。把卫生监督机构的房屋基础设施建设资金和执法装备资金列入基本建设和专项资金投资计划,明确各级卫生监督机构的建设标准;充分利用现有资源,保证卫生监督机构的基础建设和执法装备建设达到标准要求;新、改、扩建的卫生监督机构的基础建设,由国家和地方政府统筹安排。

（四）妇幼保健机构

妇幼保健机构是由政府举办,不以营利为目的,具有公共卫生性质的公益性事业单位,是为妇女儿童提供公共卫生和基本医疗服务的专业机构。妇幼保健机构遵循"以保健为中心,以保障生殖健康为目的,保健与临床相结合,面向群体、面向基层和预防为主"的妇幼卫生工作方针,坚持以群体保健工作为基础,面向基层、预防为主,为妇女儿童提供健康教育、预防保健等公共卫生服务,在切实履行公共卫生职责的同时,开展与妇女儿童健康密切相关的基本医疗服务。

（五）医学教育机构和医学研究机构

医学教育机构是培养各级各类医药卫生人才及对在职人员进行业务培训的专业机构。随着医学教育的发展,初步建立了包括学校基础教育、毕业后教育、继续教育的连续统一的医学教育体系。我国医学教育机构包括高中等医药院校、成人高中等医学院校及卫生干部进修学院、学校等机构。截止到 2020 年 6 月,我国有高等医学院校 191 所。

医学研究机构按规模可分为研究院、研究所、研究室 3 类。其根本任务是贯彻党和国家有关发展科学技术的方针政策和卫生工作方针,从事医药卫生科学研究工作,出成果、出人才,为实现医学科学现代化做出贡献。

三、群众卫生事业机构

群众卫生事业机构(组织)是由国家机关和团体代表组成的,以协调各方面的关系,推动卫生防病开展的群众性卫生组织。按其组织的性质和作用可分为以下 3 种类型:爱国卫生运动委员会、群众性学术团体和群众卫生组织。

爱国卫生运动委员会是国务院和各级人民政府及企事业单位的非常设机构,负责统一领导、统筹协调全国和各地爱国卫生和防治疾病工作。基本方针是政府组织、地方负责、部门协调、群众动手、科学治理、社会监督。

群众性学术团体是由卫生专业人员组成,例如中华医学会、中华中医药学会、中国药学会、中华护理学会、中国中西医结合学会、中国卫生经济学会、中国卫生信息学会等。主要工作是开展学术交流,编辑出版学术刊物,普及医学卫生知识,开展国际学术交流等。

群众卫生组织是由广大卫生工作者及群众卫生积极分子组成的基层群众卫生组织,主要有中国红十字会、中国农村卫生协会等。

第四节　医疗卫生体制的改革

2006 年,中国共产党第十六届中央委员会第六次全体会议做出的《中共中央关于构建社会主义和谐社会若干重大问题的决定》中就提出:"坚持公共医疗卫生的公益性质,深化医疗卫生体制改革,强化政府责任,严格监督管理,建设覆盖城乡居民的基本卫生保健制度,为群众提供安全、有效、方便、价廉的公共卫生和基本医疗服务。"从而指明了深化医疗卫生体制改革的原则和方向。

在这个方向的引导下,国家不断推进医疗卫生体制的深化改革。尤其是近年来,国家连续出台的文件和政策,有力推进了我国医疗保障体系的不断完善,城镇基本医疗保险制度建设的不断加强,由此全面深化了医疗卫生体制的改革与创新。

2009 年 3 月,《中共中央国务院关于深化医药卫生体制改革的意见》提出建立中国特色医药卫生体制,逐步实现人人享有基本医疗卫生服务的目标,提高全民健康水平。2012 年 3 月,国务院印发《"十二五"期间深化医药卫生体制改革规划暨实施方案》,提出到 2015 年,个人卫生支出占卫生总费用的比例降低到 30% 以下,看病难、看病贵问题得到有效缓解。

2016 年 2 月,国务院印发《中医药发展战略规划纲要（2016—2030 年）》,纲要中提出坚持中西医并重,从思想认识、法律地位、学术发展与实践运用上落实中医药与西医药的平等地位,充分遵循中医药自身发展规律,以推进继承创新为主题,以提高中医药发展水平为中心,以完善符合中医药特点的管理体制和政策机制为重点,以增进和维护人民群众健康为目标,拓展中医药服务领域,促进中西医结合,发挥中医药在促进卫生、经济、科技、文化和生态文明发展中的独特作用,统筹推进中医药事业振兴发展,为深化医药卫生体制改革、推进健康中国建设、全面建成小康社会和实现"两个一百年"奋斗目标做出贡献。

2016年12月,国务院印发《"十三五"卫生与健康规划》和《"十三五"深化医药卫生体制改革规划》。《"十三五"卫生与健康规划》针对人民群众健康需求和事业发展面临的突出问题,以维护和促进健康为中心任务,面向全人群提供覆盖全生命周期、连续的健康服务。在内容上,以卫生计生事业发展为主体,同时扩展到了环境保护、体育健身和食品药品等与健康密切相关的领域。规划更加注重预防为主和健康促进,更加注重工作重心下移和资源下沉,更加注重提高服务质量和水平,实现发展方式由以治病为中心向以健康为中心转变,显著提高人民健康水平,奋力推进健康中国建设。《"十三五"深化医药卫生体制改革规划》中提出,在"十三五"期间,要在分级诊疗、现代医院管理、全民医保、药品供应保障、综合监管5项制度建设上取得新突破,同时统筹推进相关领域改革。

2017年10月,习近平同志在《决胜全面建成小康社会 夺取新时代中国特色社会主义伟大胜利——在中国共产党第十九次全国代表大会上的报告》中指出,要实施健康中国战略。要完善国民健康政策,为人民群众提供全方位、全周期的健康服务。深化医药卫生体制改革,全面建立中国特色基本医疗卫生制度、医疗保障制度和优质高效的医疗卫生服务体系,健全现代医院管理制度。

2022年4月,国务院办公厅印发《"十四五"中医药发展规划》(以下简称《规划》)进一步对中医药发展作出了全局性、战略性、保障性谋划。《规划》指出:第一,以深化改革创新为引领,推进中医药事业高质量发展。第二,注重满足人民群众健康需求,建设优质高效的中医药服务体系。第三,注重提高中西医结合诊疗水平,推动中医药与西医药相互补充、协调发展。第四,注重中医药特色人才队伍建设,培育各类人才,夯实发展根基。《规划》全面对接新发展阶段、新发展理念和新发展格局,统筹医疗、科研、产业、教育、文化、国际合作等重点领域,全面发挥中医药多元价值,规划了中医药高质量发展的新思路和重点任务。

2022年5月,国务院办公厅印发了关于《深化医药卫生体制改革2022年重点工作任务》的通知,总体目标为深化医药卫生体制改革要坚持以习近平新时代中国特色社会主义思想为指导,全面贯彻党的十九大和十九届历次全会精神,认真落实习近平总书记重要指示精神和党中央、国务院决策部署,全面推进健康中国建设,深入推广"三明医改"经验,促进优质医疗资源扩容和均衡布局,深化医疗、医保、医药联动改革,持续推动从以治病为中心转变为以人民健康为中心,持续推进解决看病难、看病贵问题。

2022年10月,习近平总书记在《高举中国特色社会主义伟大旗帜 为全面建设社会主义现代化国家而团结奋斗——在中国共产党第二十次全国代表大会上的报告》中提到,我们深入贯彻以人民为中心的发展思想,在幼有所育、学有所教、劳有所得、病有所医、老有所养、住有所居、弱有所扶上持续用力,建成世界上规模最大的教育体系、社会保障体系、医疗卫生体系,人民群众获得感、幸福感、安全感更加充实、更有保障、更可持续,共同富裕取得新成效。

从"实施健康中国战略"到"推进健康中国建设",中国共产党始终关注着人民幸福生活的重要方面。推进卫生健康事业高质量发展,最终是要以解决14亿多民众看病就医问题为出发点和落脚点,通过体制机制创新,利用有限的医疗资源和可以承受的社会成本,满足民众的医疗服务需求。

学习小结

1. 学习内容

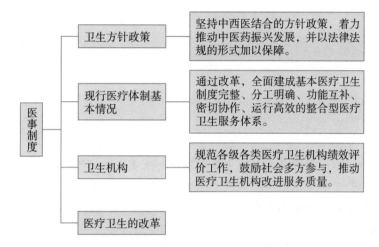

医事制度	卫生方针政策	坚持中西医结合的方针政策,着力推动中医药振兴发展,并以法律法规的形式加以保障。
	现行医疗体制基本情况	通过改革,全面建成基本医疗卫生制度完整、分工明确、功能互补、密切协作、运行高效的整合型医疗卫生服务体系。
	卫生机构	规范各级各类医疗卫生机构绩效评价工作,鼓励社会多方参与,推动医疗卫生机构改进服务质量。
	医疗卫生的改革	

2. 学习方法 通过课堂学习,结合查阅相关文献,了解卫生工作方针政策、医疗体制的基本状况;通过课堂讨论,开始思考当下中国医学界面临的问题以及解决问题的主要方法。

（胡跃强 吴喜利）

ER-7-3

扫一扫,
测一测

复习思考题

1. 为什么说现今的中医药政策为中医药提供了新的发展空间?
2. 深化医疗改革的意义是什么?

◇◇◇ 第八章 ◇◇◇

展 望 中 医

📐 **学习目标**

通过本章的学习,引导学生熟悉中医学取得的主要成就,特别是在疫情防治过程中发挥的突出作用;了解中医药事业未来发展趋势,强化学习中医的信心、探索中医的决心,致力于推动中医事业的不断发展。

学习要点

明确中医药的战略地位,中医理论成就、临床成就和特色治疗进展,以及中医药发展的重点任务。

在 21 世纪的今天,中医学在国家各项政策措施的支持和资助下,取得了长足的发展,特别是在科学研究方面,取得了一系列研究成果,如屠呦呦教授在中药青蒿中成功提取青蒿素,获得诺贝尔生理学或医学奖,被认为是中医药科技创新的优秀代表。中医学也被越来越多的国家认可和接受,迎来了极大的发展机遇,但挑战与机遇并存。展望未来,可以相信,中医必将在中医药健康服务体系的构建、中医药的国际化发展、中医药现代化的推进和中医药的深化改革等方面取得进一步发展。

第一节 主 要 成 就

中医学伴随着中华民族的繁衍生息,几千年来在同疾病的斗争过程中取得了伟大的成就,其间虽屡遭反对派歧视、破坏,甚至险被挤出历史舞台,但还是富含生机地生存了下来。时至21 世纪的今天,中医学在国家政策的扶持资助下,取得了进一步的发展,成为我国卫生服务体系中不可或缺的组成部分,同时也体现出了中医在当今条件下的特殊意义及前瞻性价值。

一、中医药战略地位

中医药的发展与成就离不开国家政策的扶持。党中央、国务院历来重视中医药事业的发展:1950 年,第一届全国卫生工作会议确定了"团结中西医"方针;1958 年,毛泽东发出"中国医药学是一个伟大的宝库,应当努力发掘,加以提高"的号召;1980 年,卫生部制定了中医、西医、中西医结合三支力量都要发展、长期并存的方针;1982 年,"发展现代医药和我国传统医药"被明确写进《中华人民共和国宪法》。

近年来,中医药政策扶持力度进一步加大。习近平总书记指出:"中医药学是中国古代科学的瑰宝,也是打开中华文明宝库的钥匙。"《中华人民共和国中医药法》颁布施行、《中共中央国务院关于促进中医药传承创新发展的意见》正式印发、《中医药发展战略规划纲要

（2016—2030年）》《"十四五"中医药发展规划》制定实施。特别是2023年，国务院办公厅印发《中医药振兴发展重大工程实施方案》，中医药顶层设计日臻完善，有力促进了新时代中医药的传承创新发展，使中医药战略地位跃上新高度。

在党的二十大报告中，明确指出要"促进中医药传承创新发展，推进健康中国建设"，更加坚定我们推动中医药事业高质量发展的信心和决心。在党和政府的高度重视下，经过中医药工作者长期不懈的努力，中医在理论、临床、特色疗法等方面均取得了突破性的进展，获得了显著的成就。

二、中医理论成就

中医在古代朴素的唯物论和辩证法思想的影响和指导下，通过漫长的医疗实践活动和经验总结，形成了完整而独特的医学理论体系，如阴阳五行、脏象、气血津液、经络流注等，这些理论相互交织，共同指导古代医者准确地预防、诊断、治疗疾病，对中华民族的繁衍传承贡献巨大。在现时代，中医理论无论是在新的理论创新方面，还是在传统中医理论的微观实验研究方面都取得了一定的突破。

（一）原创理论创新

中医在临床实践中的应用主要体现在"理法方药"四个字上。理即中医理论，法指治法，方指方剂，药是药物，四者环环相扣，浑然一体。探究流传至今的名家名方，我们发现这些方剂流传千古，无不是在理论创新的前提下总结而成的。遵循中医的学科规律，中医理论是指导治法、遣方、用药的源头，理论源头的创新有助于促进治法创新，从而指导不同的原创组方和更广泛地选择用药。十八届五中全会也提出"把发展的基点放在创新上"。由此可见，摆脱古代中医理论特性的禁锢，注重原创中医理论创新，有助于促进中医药长远发展。

21世纪的中医药发展史上有多项令人瞩目的原创中医理论创新。在中医基础理论研究方面，通过国家系列重大项目支持，回答了经穴特异性等一批重大中医理论问题，推动建立了中医络病学、中医体质学等新学科，丰富完善了中医学理论体系。中国工程院院士吴以岭建立的"络病证治"体系，该体系从络脉与经脉的时空差异性切入研究络病发病、病机、辨证、治疗，总结发病因素与发病特点，归纳病机特点，构建了脉络学说。在这一理论的指导下，许多治法方药应运而生，特别是在中医药在心脑血管疾病、糖尿病等重大疾病的防变方面取得了突破性进展，例如治以益气活血、通络止痛的通心络胶囊，以益气通阳、活血通络为治法组方的芪苈强心胶囊等在临床应用中都显现了显著的疗效。同时，在原创理论指导下，科学严谨的新药组方也越来越受国际学术界的认可，例如芪苈强心胶囊治疗慢性心衰、通心络对冠脉介入后无复流等的研究在国际学术界产生了广泛的影响。国医大师李佃贵提出的"浊毒学说"，也是一项重大原创理论创新，其认为人体除风、寒、暑、湿、燥、火六淫以外，还有浊毒之邪。该学说认为浊毒是萎缩性胃炎、胃癌等疾病的主要病机之一，运用浊毒理论指导的化浊解毒之法治疗萎缩性胃炎伴肠化、异性增生，打破了西医"胃癌前病变不可逆转"的理论束缚。国医大师王琦等人将人的体质分为九种，制定了我国首部《中医体质分类与判定》标准，并为中医学开创建立了中医体质学新学科。中医体质学在中医"治未病"、健康管理和个体养生保健等方面的应用对公共卫生具有重要贡献。"中医体质辨识"作为中医"治未病"的抓手，为"治未病"提供了可行的方法和有效的评估体系。

从历史的维度看，中医理论的发展是一个继承、创新、再发展的过程。先秦至西汉时期的《黄帝内经》为中医学奠定了理论基础，东汉名医张仲景继承《黄帝内经》的五脏阴阳理论创立了理法方药兼备的六经辨证，成为外感病的治法总纲，清代医家叶天士和吴鞠通分别在前人的基础上总结出治疗外感温热病的卫气营血辨证和三焦辨证。近代，在传统中医理论基础上,陆续发展出了新的理论分支,如四川著名医家郑钦安提出扶阳理论,其传世著作《医理真传》《医法圆通》《伤寒恒论》,系统阐述了扶阳理论的理、法、方、药,对近现代扶阳派的形成影响甚大,被后世认为是扶阳派的开山。而当代中医新理论的产生亦是在传承传统中医经典理论基础上不断创新发展。由此,后世医家的继承并不是对理论的单纯解读,而是对中医理论的创新、再发展。有志的当代大学生,应结合当今的常见疾病,勤读经典,勤于思考,不仅要继承中医理论,更要创新之、发展之。

（二）传承理论创新

当今人类社会,技术革命正在以摧枯拉朽之势席卷全世界,具有五千多年历史、倡导传承的中医学想要求得发展,势必要主动迎战。借助现代科学技术和现代医学技术方法对中医理论蕴藏的科学内涵进行论证是与现代科学接轨的基本方法,对于传承中医理论具有重要作用,我们在这方面所做的努力已见成效。

阴阳学说是古代朴素的唯物哲学,是中医理论体系的核心内容,现代医家从细胞水平探讨中医阴阳理论的物质基础,认为细胞内遗传信息输出和能量代谢的过程可以用以阐释阴阳理论:遗传信息输出即蛋白质的合成,构建细胞形态结构,为阴;能量代谢的过程化气,为阳。二者是细胞内阴阳五行的基础。经络是中医基础理论的又一核心,古人认为经络是以十四经脉为主体,网络周布全身的一个复杂体系,内属脏腑、外络肢节、行血气、营阴阳。对于中医经络的现代研究已历经 50 多年,取得了很多突破性成就,目前已经能够通过红外辐射成像技术将古人描述的十四经脉循行路线直观地显示出来,证明十四经脉的循行路线是一种客观存在,经络现象是一种存在于人群中的正常生命现象,运用现代科学技术,有力地证明古人依据经验总结的经络循行规律是科学的。中医学理论认为,卫气是阳气的一部分,专指阳气中具有保卫肌表、抵御外邪作用的部分,有学者运用现代医学科学技术——代谢组学研究了卫气的物质基础,包括二十碳五烯酸、皮质醇、脯氨酸和富马酸二甲酯 4 种差异代谢物。随着现代医学发展,对于中医脏象理论方面认识也日趋深入,如"肺与大肠相表里"这一重要基础理论,现代生物科学技术提供了更多分子层面的证据,如生理关系方面,从胚胎发育角度,肺与肠的发育过程紧密相关;在病理关系方面,肠缺血/再灌注病理状态下可能导致肺功能受到影响。

三、中医临床成就

中医药是我国医疗卫生体系的重要组成部分,与西医学共同承担着保障人民健康的任务。从临床整体来看,中医无论是对亚健康状态的调理还是对流行病传染病的防治都显现出了巨大的优势,以下几个层次可以表明中医在临床方面取得的成就。

（一）治未病,改善亚健康状态

当今时代,人们生活节奏快,工作压力大,熬夜、紧张、焦虑、恐慌等负面情绪增多,加上环境污染等一系列因素使许多人处于亚健康状态,对于以寻找发病证据为诊断程序的西医学来说,处于亚健康状态的人并没有明确的疾病,不算病人,无需治疗。但是实际上,亚健康状态的人易疲劳、失眠、食欲差、易感冒、内分泌紊乱等,严重影响人的生活质量,中医在改善亚健康方面具有极大的优势和巨大的发展前景。中医学称亚健康状态为"未病",认为这是人体阴阳、气血、脏腑失调的状态,早在两千年前的《黄帝内经》就认识到了疾病防患于未然的重要性:"圣人不治已病治未病,夫病已成而后药之,乱已成而后治之,譬犹渴而穿井,斗而铸锥,不亦晚乎?"目前,中医医疗机构开展的治未病项目、从业人员逐步增多,许多中医医院专门开设了治未病科,提供冬病夏治穴位贴敷、营养餐等服务,在改善亚健康状态方面取得了很好的效果。

（二）治已病，治疗重大传染性疾病

早在几千年前，中华民族就与瘟疫、霍乱、天花等急性传染病展开了持久的斗争，并取得了伟大胜利，中医药能有效应对急性传染病，为中华民族五千年的繁衍不息做出了巨大贡献。新中国成立以来，中医药在防治传染病方面同样取得了卓越的成就，例如流行性乙型脑炎、重症急性呼吸综合征（SARS）、甲型H1N1流感、新型冠状病毒感染等。1954年，全国流行性乙型脑炎暴发流行，死亡严重，在西医没有特效治疗方法的情况下，中医温病大家郭可明先生运用温病理论，以传统方剂白虎汤、清瘟败毒饮、安宫牛黄丸等治疗，取得了满意的疗效，获得了90%以上的治愈率。2003年，在抗击重症急性呼吸综合征的斗争中，中医药无论是在防治还是在康复中都发挥了重大作用，广州中医药大学第一附属医院急诊观察病区收治患者37例，经过中医辨证论治，全部病例病情均得到了有效控制，痊愈出院。在该病的不同分期，银翘散、五虎汤、清营汤、安宫牛黄丸、沙参麦冬汤等均显示了极好的效果。对于甲型H1N1流感的治疗，经循证医学研究证实，中成药连花清瘟胶囊在抗病毒方面的作用与磷酸奥司他韦胶囊相似，在缓解咳嗽、头痛等症状方面优于磷酸奥司他韦胶囊（达菲），治疗费用是磷酸奥司他韦胶囊的1/8，这充分体现了中医"简、便、廉、验"的优势。

自2019年底新型冠状病毒感染疫情暴发以来，中医药全面、深度参与疫情防控救治，在疫情初期没有特效药的情况下，探索形成"有机制、有团队、有举措、有成效"的中西医结合医疗模式，筛选"三药三方"，成功研发我国首个完全具有知识产权的治疗新型冠状病毒感染的中药新药，我国已筛选出金花清感颗粒、连花清瘟胶囊/颗粒、血必净注射液，以及清肺排毒汤、化湿败毒方、宣肺败毒方等对防治新型冠状病毒感染有明显疗效的"三药三方"。国家中医药管理局科技司司长李昱评价："在抗击新冠肺炎疫情中，通过科研筛选出'三药三方'，快速建立起第一道防线，为取得抗疫成果发挥了重要作用。"世界卫生组织发布的《世界卫生组织中医药救治新冠肺炎专家评估会报告》中，肯定了中医药救治新型冠状病毒感染的安全性、有效性。但中医药对疫情的防治不仅限于规范化操作，一对一精准化治疗也是其重要的内容，辨证论治作为中医的特色与优势，需要进一步的挖掘和利用，不断优化完善中医药疫病防治体系。

（三）中医特色疗法

1. 针灸疗法 2017年1月18日，习近平访问世界卫生组织，向世界卫生组织赠送针灸铜人雕塑，针灸这一古老的非药物疗法再次赢得了世人的关注。作为一种绿色医疗，针灸一直以来广为人们所接受，近年来它的影响力逐步向世界扩展，在《科学引文索引》（Science Citation Index，SCI）收录的针灸资源中，所涉及的病种主要有神经系统、消化系统、运动系统疾病，尤其是对疼痛的研究。2021年10月，顶级学术期刊《自然》上发表了一项最新研究，来自哈佛大学的马秋富教授团队展示了电针刺激动物足三里穴位治疗脓毒血症的成功案例，此研究为穴位相对特异性的存在提供了现代神经解剖学基础。由此可见，针灸以其科学的内涵、神奇的疗效在世界医学领域占有了一席之地。

（1）针刺镇痛：针刺镇痛是中医学的精华，对它的记载可以追溯到《黄帝内经》时期，《素问·刺腰痛》中有"腰痛侠脊而痛至头，几几然，目晾晾欲僵仆，刺足太阳郄中出血""大风颈项痛，刺风府"的论述。近年来，关于针刺镇痛的临床研究取得了一系列的成就，例如无痛分娩、缓解癌痛以及常见的颈肩腰腿疼痛。既往有人认为针刺镇痛是一种安慰剂效应，开始于20世纪50年代的针刺镇痛原理研究逐步证明了针刺镇痛的科学性、合理性，它的机制涉及整体水平、基因水平、分子水平等多个层次以及神经、内分泌、免疫等多个角度，相信随着这些基础研究的不断深入，结合中医基础理论的指导，针刺镇痛必将为改善患者的生活质量及促进社会发展做出更大的贡献。

（2）针刺麻醉：针刺麻醉源于20世纪50年代，是利用传统针刺镇痛方法完全或部分替代药物麻醉进行外科手术的方法，是针灸临床应用中重要的成就之一。1960年针刺麻醉首

笔记栏

次成功用于肺切除术。到 1979 年,全国针刺麻醉总例数增至 200 万例。针刺麻醉的优势非常突出,比如可以辅助镇痛,加快病人苏醒,保持机体的动态平衡和自我稳定等。近年来,对于针刺麻醉的文献报道中,一些小手术如拔牙、伤科整骨、扁桃体切除可单纯在针刺麻醉下进行;针药复合麻醉广泛适用于临床各系统疾病,如甲状腺手术、心脏手术、眼科手术、开颅手术等,均取得了很好的效果。

2. 中药　中药是中医药体系的重要组成部分,在临床中我们以中医理论为指导,最终都要通过一味味中药来达到治疗疾病的目的。当今时代,中药根植于传统中医理论,借助现代科学技术,对治疗疾病的物质基础研究取得了丰硕的成就。

2015 年 10 月 5 日,瑞典卡罗琳医学院在斯德哥尔摩宣布,中国中医科学院从事中医药科研的科学家屠呦呦获得中国首个诺贝尔生理学或医学奖,以表彰其在发现青蒿素治疗疟疾研究中取得的成就。不为人所知的是,屠呦呦教授团队是在对中医药古籍进行文献梳理和研究时,发现了青蒿这种抗疟中药。在研究陷入瓶颈的时候,东晋葛洪所著的《肘后备急方》给了其新的启发,书中不但首次记载了青蒿可以治疗疟疾,又说明了青蒿的重要用法,见卷三"治寒热诸疟方"中的第二方"青蒿方":"又方,青蒿一握。以水二升渍,绞取汁,尽服之。"屠呦呦正是从这句话中获得灵感与启发,借助现代先进的低温萃取技术提取青蒿治疗疟疾的主要成分——青蒿素,从而挽救了全球特别是发展中国家的数百万人的生命,这是中药取得的成就,在促进人类健康事业发展上做出了巨大的贡献。另一项根植于中医药理论取得的伟大成就来自上海血液学研究所陈竺教授,他参与和指导了白血病癌基因研究和全反式维甲酸/三氧化二砷诱导分化凋亡治疗急性早幼粒细胞白血病的基础与临床研究。砷剂即中药砒霜,古籍记载砒霜辛酸、热,有大毒。陈竺教授根据中医"扶正祛邪""以毒攻毒"理论,成功地将中药的砷剂与西药结合起来治疗急性早幼粒细胞白血病,强调了中医中药在白血病治疗理念和实践方面的重要启迪,被认为是中医药取得的伟大成果。

中医药无论是在理论还是在临床方面均取得了丰硕的成果,作为当代大学生,我们要抓住机遇,继承好、发展好、利用好这一时期,为中医的发展增砖添瓦。

思政元素

传承精华,守正创新

"呦呦鹿鸣,食野之蒿",屠呦呦的名字来源于《诗经·小雅》,从取名这一天开始,屠呦呦与"蒿"便结下了不解之缘。20 世纪 60 年代,在氯喹抗疟失效、人类饱受疟疾之害的情况下,屠呦呦接受了国家疟疾防治研究项目"523"办公室艰巨的抗疟研究任务。项目组基于中医文献研究,收集历代医籍、本草资料,筛选数千余方药,最后确定青蒿作为抗疟药进行研究。但前期因提取工艺问题,青蒿对疟疾的抑制率不明显,多个团队就此放弃。在陷入研究瓶颈阶段,屠呦呦迎难直上,受《肘后备急方》中青蒿的传统用法启发,率先考虑到提取过程中的温度可能是限制因子,经过 190 次实验、190 次失败,终于,在第 191 次实验中取得了成功,通过低温萃取技术,使得青蒿素对疟疾的抑制率几乎达 100%。屠呦呦发现青蒿素抗疟是从无到有的突破,是质的变化。屠呦呦因此获得诺贝尔生理学或医学奖,荣获国家最高科学技术奖并被授予"共和国勋章"。

屠呦呦及其团队基于中医药传统用法,以新技术、新方法成功提取青蒿素,是获得成功的关键。作为当代大学生,我们要传承中医药精华,守正创新,不断学习新技术、新方法,为中医药注入新的发展活力!

四、新时代近十年中医药工作主要成就

党的十八大以来,以习近平同志为核心的党中央,将中医药工作摆在更加突出的位置,当前中医药振兴发展迎来天时、地利、人和的大好时机。新时代近十年中医药发展取得了历史性成就,主要包括以下几个方面:

（一）顶层设计和战略部署全面加强

从 2016 年国务院印发的《中医药发展战略规划纲要（2016—2030 年）》到 2022 年的《"十四五"中医药发展规划》、2023 年的《中医药振兴发展重大工程实施方案》,这些里程碑意义的中医药重要政策、方案,构成了医药改革发展"四梁八柱"的顶层设计,以前所未有的力度推动中医药事业发展。

（二）中医药服务能力大幅提升

中医药服务体系不断完善,中医药防病治病独特优势和作用充分彰显。截至 2021 年底,全国中医类医疗卫生机构 7.7 万个,比 2012 年末增长 96.8%；全国中医类床位数 119.7 万张,比 2012 年末增长 95.3%；全国中医类医院门急诊 6.65 亿次,比 2012 年末增长 51.6%；全国中医类医院出院人数 3 151.93 万人,比 2012 年末增长 75.2%。目前已建成 14 个国家区域中医医疗中心,建设 138 个中医药特色重点医院。基层中医药服务能力显著提升,98% 以上的社区卫生服务中心、乡镇卫生院能提供中医药服务。

（三）中医药人才队伍建设取得成效

中医药人才培养体系不断健全,特色人才项目稳步实施,人才评价激励机制不断完善。2022 年,为提升人才对中医药发展的支持保障作用,国家中医药管理局、教育部、人力资源和社会保障部、国家卫生健康委员会四部门首次印发《关于加强新时代中医药人才工作的意见》,系统部署中医药人才工作,不断推动中医药教育改革与高质量发展。现全国共有设置中医药类专业的高等院校 455 所,其中独立设置的本科中医药院校 25 所。

（四）中医药科技创新取得新突破

中医科技项目投入显著增强,中医药科技创新平台网络基本形成,屠呦呦研究员获得诺贝尔生理学或医学奖、国家最高科学技术奖,中医药领域获国家科技奖励 58 项。中医药在治疗白血病、IgA 肾病、心肌梗死等一系列重大疾病、常见多发病方面取得重要进展。

（五）疫情防控中发挥独特作用和优势

在疫情防控工作中,全方位发力疫情防控,推动中西医结合、中西药并用成为我国疫情防控的一大特色和亮点,也为我国疫情防控取得决定性胜利作出重要贡献。布局建设了 35 个国家中医疫病防治基地,中医医院呼吸科、重症医学科诊治能力显著提升。

（六）综合改革不断深化

中医药综合改革呈现整体推进、多点突破的良好局面,为加快中医药高质量发展注入动力与活力。通过深化医疗体制改革,中医医疗结构优势特色明显提升。同时持续推进中医药教育教学改革、中药审评审批改革,实施综合试点改革等。

（七）中药全产业链稳步发展

在中药产业方面,目前我国的中药材种植面积和产量均居世界首位,国内中药材产量保持平稳增长趋势,2021 年全国中药材产量约为 487.5 万吨。中药工业领域,主营收入由 2012 年的 5 156 亿元增长到 2021 年的近 7 000 亿元。我国共有 8 443 家药品生产企业,其中 3 995 家企业生产中药产品,占 47%。近年来,中药新药研发也获得较大进展,2021 年我国中药新药获批数量达 12 个,超过过去 4 年的总和。

（八）中医药文化建设稳步推进

中医药文化弘扬工程已列入中华优秀传统文化传承发展工程"十四五"重点项目,多部

门联合印发《中医药文化传播行动实施方案（2021—2025年）》，中医药文化润物无声、深入人心，全社会"信中医、爱中医、用中医"的氛围更加浓厚。开展中医药健康文化推进活动2.8万场，建成81家中医药文化宣传教育基地。

（九）中医药对外交流合作更加活跃

中医药已传播到196个国家和地区，中药类商品进出口贸易总额大幅增长，我国与40余个外国政府、地区主管和国际组织签订了专门的中医药合作协议，中医药"走出去"步入快车道，中医药国际合作日益密切，让"中国处方"造福人类。

第二节 发 展 趋 势

中医学理论体系蕴藏着中国人认识世界、认识生命、认识健康和防治疾病的智慧。21世纪的今天，中医学将继续为人类研究生命、健康和疾病带来启迪，提供思路。2017年3月，美国加州大学的科学家在《自然》杂志上发表了肺参与造血的研究结论，其实，中医古籍《黄帝内经》中就有"肺生血"的论述，在《灵枢·营卫生会》篇中有这样描述："中焦亦并胃中，出上焦之后，此所受气者，泌糟粕，蒸津液，化其精微，上注于肺脉，乃化而为血，以奉生身……"近年物理学的量子纠缠不断得到深入研究，有推测认为人其实是同一团物质，一个处于复杂的量子纠缠的体系，这与中医学的气"一元论"观点如出一辙。

党的十八大以来，以习近平同志为核心的党中央坚持中西医并重，把中医药发展上升到国家发展战略高度。2016年，习近平总书记在全国卫生与健康大会上的讲话中，强调"要着力推动中医药振兴发展"。同年，国务院印发《中医药发展战略规划纲要（2016—2030年）》《中国的中医药》白皮书。2019年10月，习近平总书记在全国中医药大会上指出，"要遵循中医药发展规律，传承精华，守正创新，加快推进中医药现代化、产业化，坚持中西医并重，推动中医药和西医药相互补充、协调发展，推动中医药事业和产业高质量发展，推动中医药走向世界，充分发挥中医药防病治病的独特优势和作用"。2019年10月，中共中央、国务院颁布了《关于促进中医药传承创新发展的意见》。2022年3月，为贯彻落实党中央、国务院关于中医药工作的决策部署，明确"十四五"时期中医药发展目标任务和重点措施，制定了《"十四五"中医药发展规划》。2022年10月，党的二十大报告再次强调促进中医药传承创新发展，对中医药发展提出了新的要求和更高期望。

2023年2月，国务院办公厅印发《中医药振兴发展重大工程实施方案》，提出：以习近平新时代中国特色社会主义思想为指导，深入贯彻党的二十大精神，统筹推进"五位一体"总体布局，协调推进"四个全面"战略布局，认真落实党中央、国务院决策部署，坚持稳中求进工作总基调，立足新发展阶段，完整、准确、全面贯彻新发展理念，构建新发展格局，坚持以人民健康为中心，加大投入与体制机制创新并举，统筹力量集中解决重点领域、重要环节的突出问题，破除制约高质量发展的体制机制障碍，着力改善中医药发展条件，发挥中医药特色优势，提升中医药防病治病能力与科研水平，推进中医药振兴发展。主要包括中医药健康服务高质量发展工程、中西医协同推进工程、中医药传承创新和现代化工程、中医药特色人才培养工程(岐黄工程)、中药质量提升及产业促进工程、中医药文化弘扬工程、中医药开放发展工程、国家中医药综合改革试点工程等。《中医药振兴发展重大工程实施方案》的发布贯彻落实了党中央、国务院决策部署，进一步加大了"十四五"期间对中医药发展的支持和促进力度，有力推动了中医药事业的振兴发展。

一、《"十四五"中医药发展规划》概述

《"十四五"中医药发展规划》以习近平新时代中国特色社会主义思想为指导,深入贯彻党的十九大和十九届历次全会精神,统筹推进"五位一体"总体布局,协调推进"四个全面"战略布局,认真落实党中央、国务院决策部署,坚持稳中求进工作总基调,立足新发展阶段,完整、准确、全面贯彻新发展理念,构建新发展格局,坚持中西医并重,传承精华、守正创新,实施中医药振兴发展重大工程,补短板、强弱项、扬优势、激活力,推进中医药和现代科学相结合,推动中医药和西医药相互补充、协调发展,推进中医药现代化、产业化,推动中医药高质量发展和走向世界,为全面推进健康中国建设、更好地保障人民健康提供有力支撑。

"十四五"规划中医药发展的目标是:到2025年,中医药健康服务能力明显增强,中医药高质量发展政策和体系进一步完善,中医药振兴发展取得积极成效,在健康中国建设中的独特优势得到充分发挥。同时,《"十四五"中医药发展规划》针对中医药服务体系、人才、传承创新、产业和健康服务业、文化、开放发展、治理能力等方面,提出中医药服务体系进一步健全,中医药特色人才建设加快推进,中医药传承创新能力持续增强,中医药产业和健康服务业高质量发展取得积极成效,中医药文化大力弘扬,中医药开放发展积极推进,中医药治理水平进一步提升等目标。

二、"十四五"期间中医药发展十大重点任务

国务院办公厅于2022年3月印发《"十四五"中医药发展规划》。本次规划是新中国成立以来,首个由国务院办公厅印发的中医药五年发展规划,是继《中医药发展战略规划纲要(2016—2030年)》《中共中央国务院关于促进中医药传承创新发展的意见》《关于加快中医药特色发展的若干政策措施》等之后,进一步对中医药发展做出的全局性、保障性规划,是"十四五"时期贯彻落实国家关于中医药工作的决策部署,推动中医药振兴发展的重要纲领。

《"十四五"中医药发展规划》提出了"十四五"期间中医药发展的十大重点任务,主要包括以下方面:

(一)建设优质高效中医药服务体系。依托综合实力强、管理水平高的中医医院建设一批国家中医医学中心;将全国高水平中医医院作为输出医院,推进国家区域医疗中心建设项目,在优质中医药资源短缺或患者转外就医多的省份设置分中心,促进优质中医医疗资源扩容和均衡布局。以地市级中医医院为重点,建设130个左右中医特色重点医院。力争实现全部社区卫生服务中心和乡镇卫生院设置中医馆,鼓励有条件的地方完成15%的社区卫生中心和乡镇卫生院中医馆服务内涵建设,在10%的社区卫生服务站和村卫生室开展"中医阁"建设。

(二)提升中医药健康服务能力。开展国家中医优势专科建设,继续实施癌症中西医结合防治行动,针对重点人群和重大疾病,制定并推广20个中医治未病干预方案。开展重点人群中医药健康促进项目,实施中医药康复服务能力提升工程,布局一批中医康复中心。实施对口支援提升项目。完善中医药参与应急管理的制度,建设35个左右国家中医疫病防治基地,提升中医药应急服务能力。加强少数民族医疗机构建设。将中西医协同发展工作纳入医院评审和公立医院绩效考核。支持建设50个左右中西医协同"旗舰"医院,形成100个左右中西医结合诊疗方案或专家共识。

(三)建设高素质中医药人才队伍。推动建设100个左右中医药类一流本科专业建设点。实施中医药特色人才培养工程(岐黄工程),做强领军人才、优秀人才、骨干人才梯次相衔接的高层次人才队伍。适当放宽长期服务基层的中医医师职称晋升条件。支持一批中医医师开展中医助理全科医生培训。实施西医学习中医人才专项,培养一批中西医结合人才。

(四)建设高水平中医药传承保护与科技创新体系。实施中医药古籍文献和特色技术

传承专项,建立中医药传统知识数据库、保护名录和保护制度。培育和建设国家重大科技平台,支持在中医理论等重点领域建设多学科差的全国重点实验室,建设 30 个左右国家中医药传承创新中心。建设一批国家中医药局重点实验室,形成相关领域关键科学问题研究链。实施中医药现代化研究重点专项,开展中医药循证评价研究。

(五)推动中药产业高质量发展。编纂中国中药资源大典,制定发布全国道地药材目录。完善全国中药资源普查数据库及中药资源动态监测数据,支持国家药用种质资源库建设。开展中药材规范化种植提升行动和中药智能制造提升行动。建立健全中药质量全链条安全监管机制。

(六)发展中医药健康服务业。促进和规范中医药养生保健服务发展,发展中医药老年健康服务,拓展中医药健康旅游市场、丰富中医药健康产品供给。

(七)推动中医药文化繁荣发展。加强中医药文化研究和传播,实施中医药文化传播行动。发展中医药博物馆事业,促进中医药博物馆体系建设。做大中医药文化产业,培育一批知名品牌和企业。

(八)加快中医药开放发展。推进中医药参与新冠肺炎等重大传染病防控合作经验,推进中医药高质量融入"一带一路"建设,实施中医药国际合作专项,助力构建人类卫生健康共同体。深化中医药交流合作,扩大中医药国际贸易,高质量建设国家中医药服务出口基地。

(九)深化中医药领域改革。建立符合中医药特点的评价体系,健全现代医院管理制度,完善中医药价格和医保政策,改革完善中药注册管理,推进中医药领域综合改革,建设 10 个左右国家中医药综合改革示范区。

(十)强化中医药发展支撑保障。提升中医药信息化水平,开展基层中医药信息化能力提升项目。建立国家中医药综合统计制度。加强中医药法治建设,完善中医药法相关配套制度。

新时代新征程,我们要增强责任感、使命感和紧迫感,紧紧围绕党和国家事业发展,奋力推进中医药事业和中医药高等教育高质量发展。

学习小结

1. 学习内容

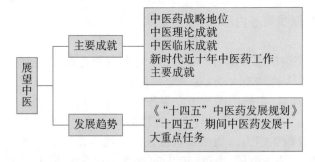

2. 学习方法 通过课堂学习,了解中医药的战略地位和中医药取得的系列成就。通过参与式教学法,更加深入地了解中医药健康服务体系的构建,中医药国际化的发展,中医药现代化的推进,中医药改革的深化。

扫一扫,
测一测

（石作荣 朱妹）

复习思考题

1. 国家出台了哪些政策保护中医药发展?
2. 你认为未来中医该如何发展? 谈谈你的看法。
3. 屠呦呦获诺贝尔生理学或医学奖给你带来什么启示?
4. 如何理解中医传承与创新发展的关系?
5. 请简述"十四五"期间中医药发展十大重点任务。

主要参考书目

1. 何裕民. 中医学导论[M]. 北京：人民卫生出版社，2012.

2. 赵春妮，贺松其. 中西医临床医学导论[M]. 北京：科学出版社，2013.

3. 景汇泉，宋汉君. 医学导论[M]. 北京：北京大学医学出版社，2013.

4. 王振国，徐建云. 中外医学史[M]. 4版. 北京：中国中医药出版社，2021.

5. 张成博，程伟. 中国医学史[M]. 北京：中国中医药出版社，2016.

6. 钱超尘. 内经语言研究[M]. 北京：人民卫生出版社，1990.

7. 王朝闻. 美学概论[M]. 北京：人民出版社，2022.

8. 邢玉瑞. 中医思维方法[M]. 北京：人民卫生出版社，2010.

9. 杨力. 周易与中医学[M]. 3版. 北京：北京科学技术出版社，2012.

10. 哈佛委员会. 哈佛通识教育红皮书[M]. 北京：北京大学出版社，2010.

11. 刘英峰，黄利兴，鲁纯纵，等. 当代名老中医成才之路（续集）[M]. 上海：上海科学技术出版社，2014.

12. 《中医药行业发展蓝皮书》编委会. 中医药行业发展蓝皮书（2022年）[M]. 北京：中国中医药出版社，2023.

复习思考题
答案要点

模拟试卷